Dr.Hiroの
ペリオでUP!!
患者満足度

山本浩正 著

クインテッセンス出版株式会社　2010

Tokyo, Berlin, Chicago, London, Paris, Barcelona, Istanbul, Milano, São Paulo, Moscow, Prague, Warsaw, New Delhi, Beijing, and Bukarest

クインテッセンス出版の書籍・雑誌は、歯学書専用通販サイト『歯学書.COM』にてご購入いただけます。

PC からのアクセスは…

携帯電話からのアクセスは…
QR コードからモバイルサイトへ

プロローグ

　歯科医学的に正しいことをしていると思っていても、患者さんがついてきてくれないことがあります。次善の策や次々善の策のようなわれわれが納得できない治療であっても、患者さんが長年ついてきてくれることもあります。このように患者さんとわれわれのベクトルが違う方向に向いているのはなぜなのでしょう？　患者さんにしてみれば"良くなりたい"というベクトルがあり、われわれにも"良くしたい"というベクトルがあれば、自然と同調するように思ってしまいます。少なくともわれわれ歯科医療従事者は……。

　ここには、正しい治療をしていれば患者さんはそれに満足されるはずだ、というわれわれの思い込みや勘違いがあるのではないでしょうか？　まずは患者さんの求めるベクトルの方向を考え、場合によってはわれわれのベクトルの方向を修正する必要があります。もちろん患者さんのベクトルがあらぬ方向であれば、プロフェッショナルとしてそれを修正するようアプローチすることもあります。

　本書は2008年10月から2009年9月まで月刊『歯科衛生士』で連載していた「Dr.Hiroのペリオでエ UP！患者満足度」を加筆修正しまとめたものです。われわれの持つベクトルはいろんなベクトルの総和ですが、その中に患者満足度というベクトルが必要であるという趣旨で解説しました。歯周治療は治療期間も長くなりますし、痛みをともなう治療も多く、何かと患者さんから嫌われることが多いのが悩みの種です。う蝕治療ですと治療後にきれいな補綴物が入ったりするので、患者さんの苦労は吹き飛んで高い満足度を得られることがありますが、歯周治療ではそういう満足度は難しい面があります。しかしながらわれわれのアプローチの工夫でマイナスをプラスに変えることはできるのです。このプラス化の効果はメインテナンスの継続として表れ、結果的に治療結果の永続性(longevity)につながります。

　それでは、新たなベクトルを生み出す気持ちを持って本書を読んでください。きっとあなたのファンの患者さんが将来増えていくはずです。自分満足度を上げる勉強は、必ず患者満足度 UP につながりますし、院長満足度 UP にもつながります。本書が満足度 UP を目指す大きなトレンドの一助になれば幸いです。

　最後に、高い院長満足度を笑顔で提供してくれるスタッフ、連載時より大変お世話になっている大谷亜希子氏に衷心より感謝申しあげます。そして家族満足度を忘れがちな私をつねにサポートしてくれる妻優子、息子大介に感謝しています。みんな、ありがとう！

2010年 夏
山本浩正

CONTENTS

Part 1
患者満足度という新座標とデータ活用術　9

1. 患者満足度という新座標軸 ── 10
- 従来の座標軸と新しい座標軸 …… 10
- 満足感という記憶 …… 12
- 「記憶」を「記録」に変換 …… 13

2. 患者満足度UPのためのデータ活用術──デジタル編 ── 18
- データの種類 …… 18
- 患者満足度を上げるためのデジタルインフォメーション … 20

3. 患者満足度UPのためのデータ活用術──続・デジタル編 ── 28
- デジタルデータの応用 …… 28

4. 患者満足度UPのためのデータ活用術──アナログ編 ── 36
- 確実に情報を収集し、活用するためのアナログ操作 …… 36
- 患者さんと歯科衛生士の架け橋「歯科衛生士カルテ」 …… 39

5. ペリオデータの特性と患者満足度 ── 44
- 乳がんデータの特性 …… 44
- 歯周病の発生率 …… 46
- 歯周病データの特性 …… 48

参考文献 ── 51

CONTENTS

Part 2
患者満足度の高い歯周動的治療　　55

1. 患者満足度の高い歯周基本治療 ──プロフェッショナルケア編──　56
　歯周基本治療が目指すもの ………………………………… 56
　初回時検査のポイント ……………………………………… 56
　再評価検査のポイント ……………………………………… 59
　根面デブライドメントのポイント ………………………… 61

2. 患者満足度の高い歯周基本治療 ──セルフケア編──　64
　歯周基本治療におけるセルフケア ………………………… 64
　アンダーブラッシングという怪物──その攻略法とは … 65
　初回時のブラッシング指導 ………………………………… 68
　治療を進めながらのブラッシング指導 …………………… 69

3. 患者満足度の高い歯周外科治療　72
　歯周外科治療という選択肢 ………………………………… 72
　歯周外科治療の種類別術後のケア ………………………… 73
　歯周外科治療という山を乗り越えて ……………………… 79

Part 3
患者満足度の高いメインテナンス　　　　81

1. 患者満足度の高いメインテナンス──プロフェッショナルケア編── 82
　メインテナンスの目指すもの ………………………… 82
　検査のポイント ……………………………………… 83
　メインテナンス患者さん別リスク …………………… 87
　根面デブライドメントのポイント …………………… 89

2. 患者満足度の高いメインテナンス──セルフケア編── 94
　メインテナンスにおけるアンダーブラッシング ……… 94
　隠れた怪物オーバーブラッシング …………………… 95
　知覚過敏に要注意 …………………………………… 98
　バランスの取れたブラッシング ……………………… 100

Dr. Hiro's EYE

ESSAY1	ものさし再考 ……………………………	17
ESSAY2	情報の共有と情動の共有 ………………	35
ESSAY3	エンドポイント …………………………	52
ESSAY4	EBMという虚像 …………………………	53
ESSAY5	シャープニングする？　される？ ………	63
ESSAY6	主観的健康と客観的健康 ………………	71

Part 4
患者満足度を上げるための方向転換　103

1. 患者満足度UPのための方向転換──Part I ── 104
   - 指示から質問への方向転換 …… 104
   - 指示から課題への方向転換 …… 107
   - 患者さんに合わせた方向転換 …… 108

2. 患者満足度UPのための方向転換──Part II ── 112
   - OKラインの方向転換 …… 112
   - 使う言葉の方向転換 …… 113
   - 言葉から体験への方向転換 …… 115

索　引 ── 119

- ESSAY7　歯周病と抗菌剤 …… 80
- ESSAY8　あなたは羊？　それとも山羊？ …… 92
- ESSAY9　DNAから紐解く日本人の心 …… 93
- ESSAY10　診療室の内と外のお洒落 …… 102
- ESSAY11　発想の転換 …… 111
- ESSAY12　ALOHAな心 …… 118

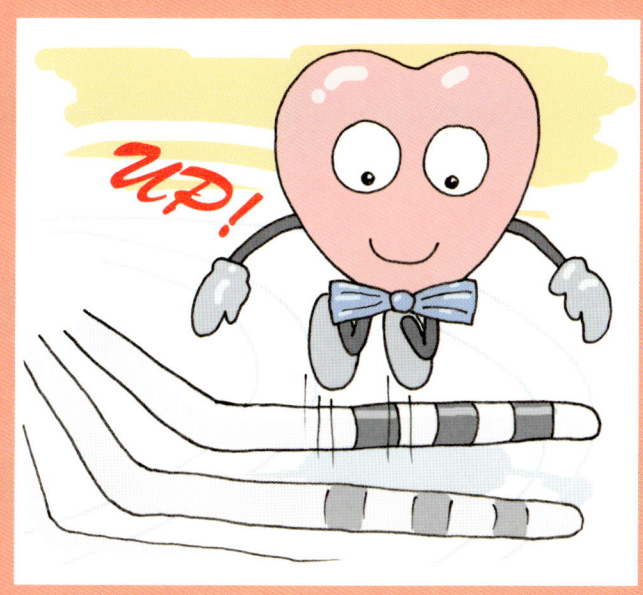

Part 1

患者満足度という新座標とデータ活用術

1 患者満足度という新座標軸

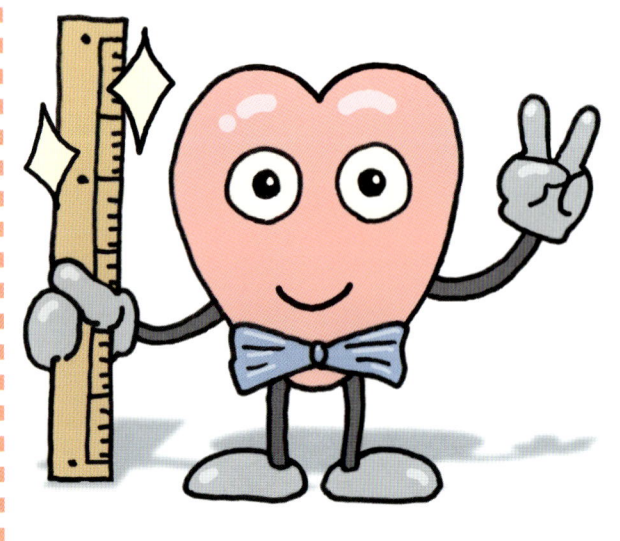

高度な技術を使って、高価な補綴物を入れた患者さんの満足度は高いでしょうか？ 華々しい歯周外科治療やインプラントをせずに、歯科衛生士と一緒に妥協的メインテナンスをがんばっている患者さんの満足度は低いでしょうか？ 本書では、ともすればわれわれ医療従事者の自己満足に走りがちな日常臨床を、"患者満足度"という新しい座標軸で見直してみたいと思います。きっと今までには見えなかった何かが見えてくることでしょう。

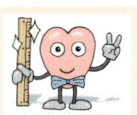 **従来の座標軸と新しい座標軸**

われわれは、それぞれにこだわりを持って診療にあたっています。これは百人百様で、こだわりを持っている分野や内容も異なりますし、そのエビデンスの強さも異なります。そしてこだわりを持って仕事をしている人ほど、プロフェッショナルというレッテルを貼られることが多いように感じます。

このこだわりは、その人が自分のオリジナルの"座標軸"を持っているようなもので、自分なりの"ものさし"を持っていると言い換えてもよいでしょう。「スケーラーのシャープニングでは誰にも負けない」とか、「SRPは任せて」というようなこだわりもあるでしょうが、ここではもう少し大きな目で歯科治療をとらえてみましょう。

たとえば、よく歯科治療はアート(art)とサイエンス(science)であるといわれます（図1-1）。つまりアートとサイエンスという2つの座標軸があるということです。確かにこれは真理でしょう。技術とそれを支える科学の両方がなければレベルの高い治療は不可能です。

またキュア(cure)とケア(care)という2つの座標軸もあります（図1-2）。治癒というゴールだけでなく、

art と science

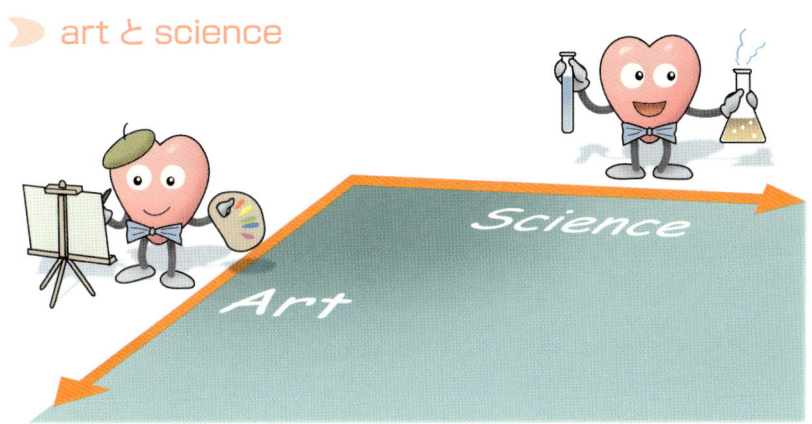

図1-1 歯科治療の側面には、審美性の裏づけとなるアートのマインドと、医学の裏づけとなるサイエンスのマインドが必要といわれている。

cure と care

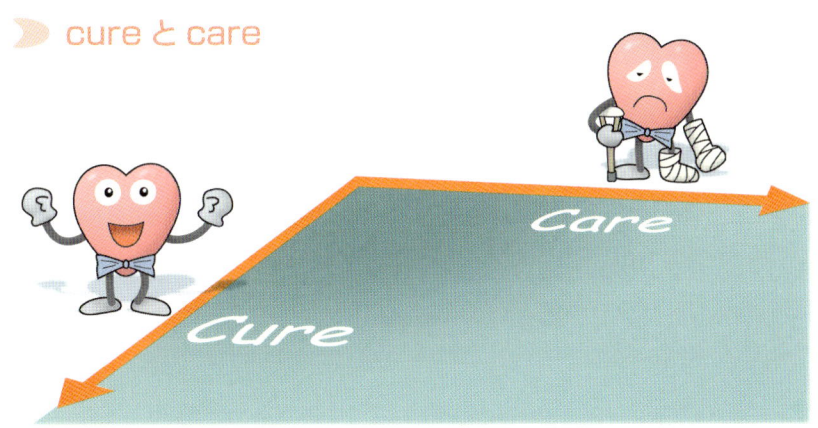

図1-2 歯科治療のゴールには、完全治癒を目指すキュアと、不完全治癒であってもそれに寄り添って維持していくケアがある。

不完全治癒であってもそれを何とか維持していこうと心の交流も含めて取り組むことも、臨床ではよくあることです。

ただここで気になるのが、アートとサイエンスにしても、キュアとケアにしても、どちらもこちらからの目線ということです。どれも一方通行の座標軸になっているのです（**次ページ図1-3**）。ケアはコミュニケーションなども含みますので患者さんの要素が入ってはいますが、目線は医療従事者から発せられています。

セカンドオピニオン（second opinion）が常識化さ

れ、さまざまな医学情報が簡単に入手できる現在において、患者さん目線の座標軸がわれわれのこだわりの中に入ってくるのは自然なことです。特に患者さんは動的治療を受けて改善したことに満足し、それがメインテナンスで維持できていることにまた満足するというプラスの循環がなければ長期的な安定は得られないわけですから、本書では"患者満足度"という新しい座標軸を提唱したいと思います（**次ページ図1-4**）。これにより自己満足からの脱却と、真の患者さんの幸せを考えるきっかけができるのではないかと考えるからです。

4つの座標軸

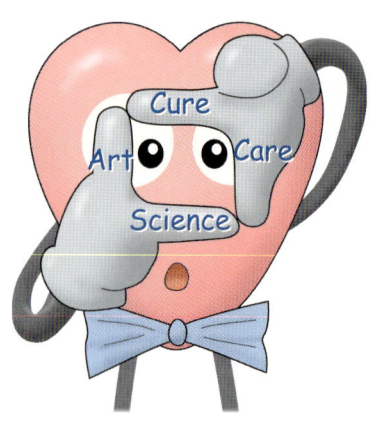

図1-3 4つの座標軸で患者さんを診ていると何かが欠落している……。

患者満足度

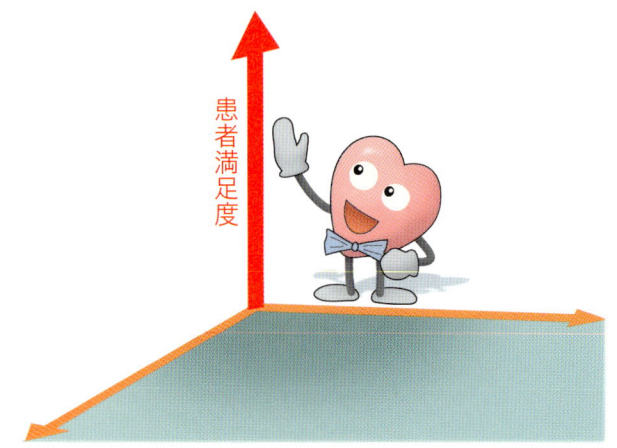

図1-4 従来の座標軸に患者満足度という新座標軸を加えることにより、患者さん目線の治療ができるようになるのでは？

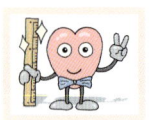 **満足感という記憶**

　達成感のような強い満足感を感じると、ドーパミンという神経伝達物質が放出されます。また幸福感のようなじんわりとくる満足感では、セロトニンという神経伝達物質がかかわるようです。どちらにしてもわれわれは、満足感を強く感じると脳内で物質のやり取りが行われ、それが記憶に残ります。物質はやがて消えますが、脳内物質で興奮したことが記憶として残り、その興奮をもう一度経験したいという欲求が強まることで、さらに満足感を得られるような行動をするといわれています。がんばった子どもが先生に褒められることでさらにがんばるという循環はこれに当たります。褒め上手の効能は脳科学でも証明されているわけですね。

　人間の記憶はあやふやなものです。ほとんどの患者さんは自分が初診時にどのような状態であったかを忘れられています。大まかなイメージとしては残っているもの の、きわめていい加減なものです。しかしながら人間の記憶にはさまざまな感情や想いが重なっています。これが治療では大切になってきます（図1-5）。

　初診時のマイナスイメージが強ければ強いほど治療後のプラスイメージとのギャップが大きくなり、そこから生まれる満足感や達成感は大きくなります。自分の昔の状態という記憶は薄れるものの、一度味わった幸福感はそれ以降の行動変容に大きい影響を及ぼします。

　毎日ブラッシングで動かす手も、メインテナンスで診療室まで通う脚も、すべて脳が命令しています。歯を磨こうという意思や定期健診を受けに行こうという意思も、当然脳から湧き出てきます。患者満足度とは、この脳を満足させる座標軸になるわけです。口腔内の機能や審美性といった座標軸に患者満足度が加わることにより、治療結果の永続性につながったり、またたとえ不幸にも永続性が果たされなかったとしても患者さんには納得感という感情が残り、それ以降の治療にも積極的に取り組んでいただけるようになります。

Part 1　患者満足度という新座標とデータ活用術

▶「記録」と「記憶」

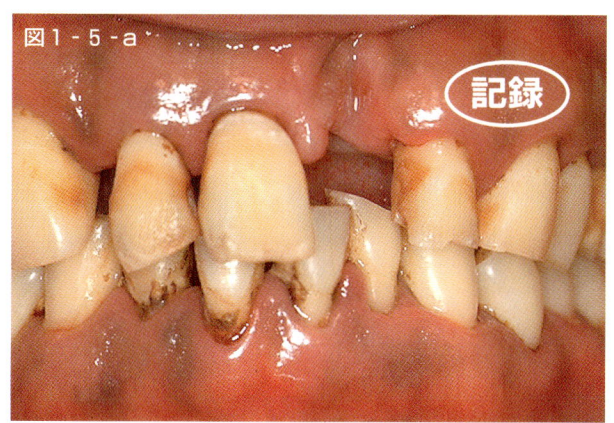
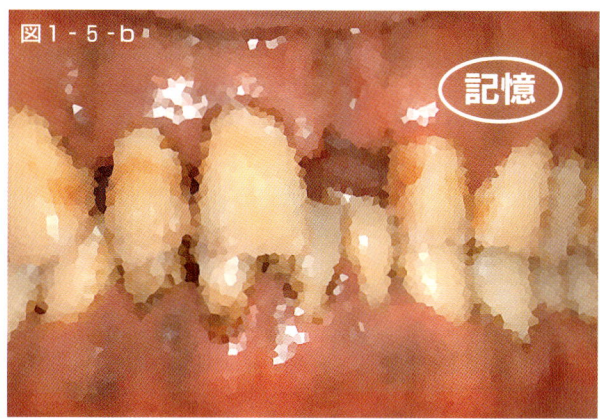

図1-5　記録(図1-5-a)に比べ、記憶(図1-5-b)はきわめて不確かではあるが、そこにはさまざまな想いや感情が重なっている。

▶「記憶」を「記録」に

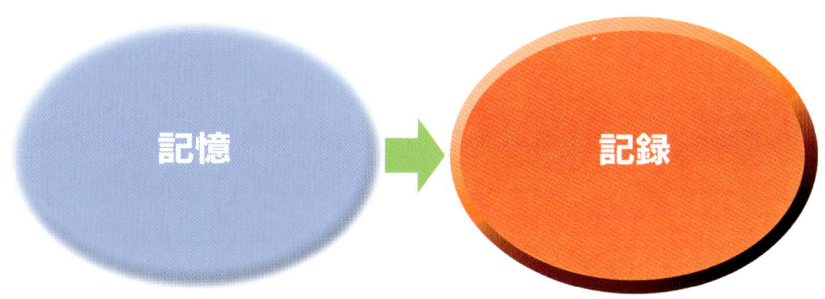

図1-6　患者さんの「記憶」は大切にしたいものであるが、われわれの「記憶」はできるだけ「記録」に変換しておく必要がある。

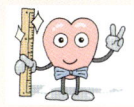

「記憶」を「記録」に変換

「記憶」に対して、「記録」は色あせず正確です。過去のデータも現在のデータも同じレベルで比較できます。写真1枚に含まれる情報は、それを見る者によって無限に広がっていきます。いくらプロだからといってもわれわれの記憶もあやふやですから、われわれの記憶は記録に変えておくことが大切です（図1-6）。

担当歯科衛生士が同じ患者さんを一生診ることができれば理想ですが、なかなかそうはいかないのが現実です。途中で担当歯科衛生士が変わることは日常臨床ではよくあるのではないでしょうか？　そのたびに新しい担当歯科衛生士はもちろんのこと、患者さんもとても大きなストレスを感じます。せっかく仲の良かった歯科衛生士がいなくなった悲しみ、新しい担当者がどんな人なのかわからない不安。順風満帆だったメインテナンスに嵐が吹き荒れる瞬間です。

こんなときに前任の担当歯科衛生士からきっちりとした記録を渡されていると、新しい担当歯科衛生士も患者さんの懐に入りやすく、患者さんにも安堵感が生まれます。つまりこの場合は、記録が患者さんとの絆をつなぐ

13

アナログ式歯科衛生士カルテ

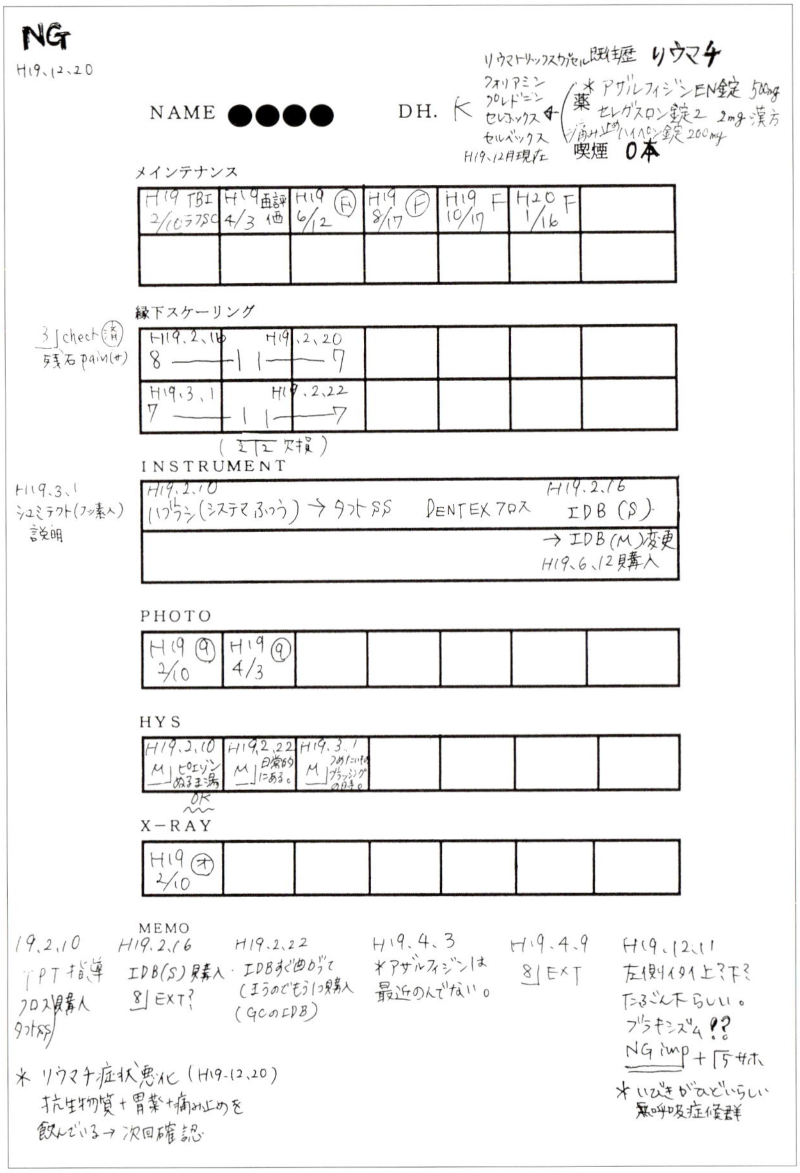

図1-7 患者さんに見せるものではないが、手書きでさまざま情報を書き加えていく「アナログ式歯科衛生士カルテ」は、患者さんと担当歯科衛生士をつなぐ大切な架け橋の1つになる。

役割を果たしてくれるわけです（**図1-7**）。

　患者さんが転居され、新しい歯科医院に行かれる場合はもっとストレスが大きいでしょう。そんなときにも転医先に今までの記録を申し送りしておくことで患者さんの不安はかなり減りますし、新しい歯科医院にとっても患者さんとの新しい関係の構築に近道を作ることができます（**図1-8**）。

　以上は、院内での新しい担当者への申し送りや転医先への申し送りに、記録は大きな武器になるということでした。それでは患者さんに対してはどうでしょう？　治

Part 1　患者満足度という新座標とデータ活用術

🔸 転医先への申し送りデータ

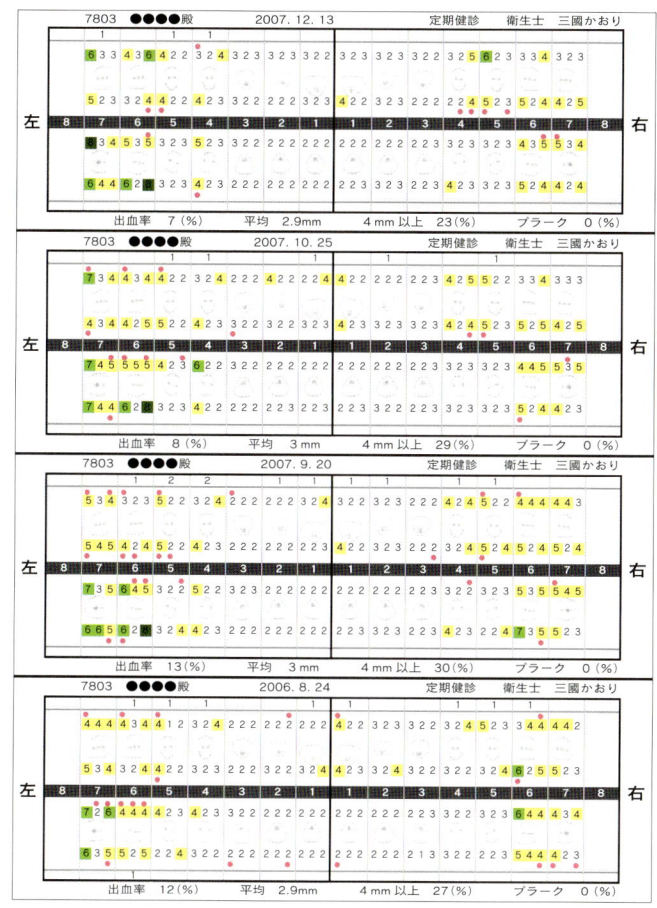

図1-8　今までの経過をデータとして転医先に送ることにより、患者さんの不安を軽減することができる。

🔸 患者さんへのデータ提供

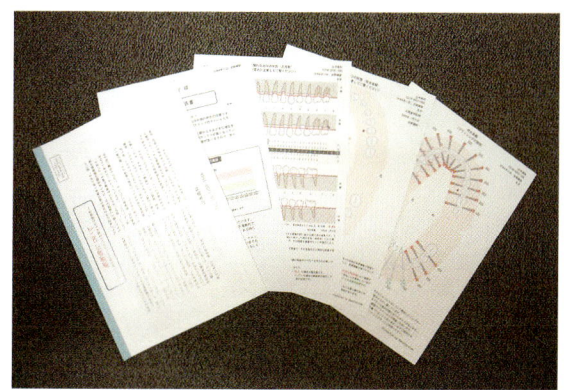

図1-9　その日のデータはその日のうちに印刷して渡す。そのとき患者さんが理解しやすいような工夫が必要である。

療の軌跡としての記録は医院として必ず保管しておくべきデータですが、これを保管庫にうずめておくことは大変もったいないことです。あるいはカルテに挟んでいるだけということもあるでしょう。これでは役に立つ情報をみすみす捨てているようなものです。

　データはわれわれのものでもあると同時に、患者さん自身のものです。ちゃんと情報公開するのが当然ですし、それを患者さんにわかりやすい形で提供する工夫をしなければなりません（図1-9）。しかしこれはデータ提供の第一段階で、ここで立ち止まってしまってはMOTTAINAI！　さらに進めて患者さんのモチベーションやコンプライアンスUPにつなげましょう。そしてそれをリスクアセスメント、リスクマネージメントまで推し進めることができれば、第二、第三段階まで達することができます。

15

まとめ

われわれ歯科医療従事者は、あやふやな記憶を記録に変えておくことが大切です。"心に残る記憶"と"形に残る記録"をどのように扱っていくかで、患者さんの満足度は変わります。

▶▶▶ **ポイント❶** 患者満足度という尺度を意識する

▶▶▶ **ポイント❷** 記憶と記録を大切にする

Dr. Hiro's EYE ESSAY1

ものさし再考

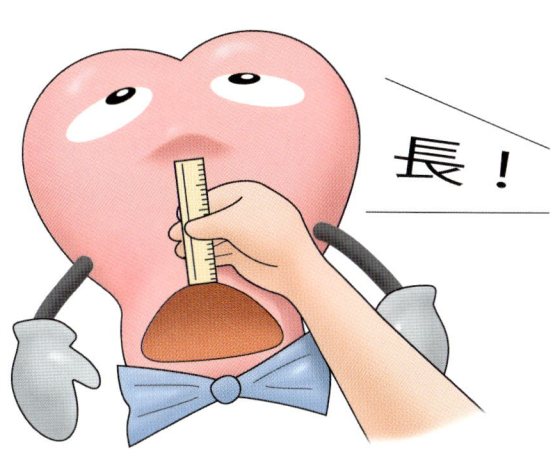

　物事の良し悪しを判断するときには、尺度や基準が必要です。統計学の力を借りながら科学的に判断する医学がEBM (evidence based medicine) といわれるものです。EBMでは、治療の効果などを客観的に判断することになりますので、世界共通の"ものさし"を使います。それをうまく臨床に取り入れていくことが今風(?)のアプローチといえるでしょう。

　でも、いざ患者さんを目の前にするとそうはいかないことも多いようです。ブラッシングという習慣すら定着していない患者さんには、"大きなものさし"で判断すべきでしょうし、オーバーブラッシング常習者の自称ブラッシングオタクの患者さんには、"小さなものさし"を使って見逃しがないように心がけなければなりません。また小さなことを気にしすぎる患者さんには、あえて"大きなものさし"でOKであることを伝えて、患者さんのネガティブ思考の修正を試みることもあります。このように千差万別の患者さんに対応した"ものさし"を、われわれは用意しておかなければなりません。もちろん初診時にはまったくブラッシングをされていなかった患者さんが、治療が進むにつれて口腔内の健康志向に目覚めていかれるような場合、徐々にものさしを小さくしていく必要もあります。

　では、臨床ではなく勉強ではどうでしょう？「勉強にものさしって必要なの？」って思ったあなた。まだまだ勉強が足りないようですね。勉強こそものさしが必要です。ものさしを持たずに勉強されている方は、学校の勉強からいまだに抜け出していない証拠です。

　勉強における"ものさし"は、自分の価値判断であったり、真偽判断であったりします。たとえば本に書かれていること、講演会やセミナーで講師の先生がおっしゃったことを知識として自分の頭にインストールするときには、その内容をよく吟味し、自分の言葉に変換し、過去の自分の知識とネットワークを組み立てていきます。情報をそのまま知識として覚えようとするのは、単なるコピー＆ペースト（略して「コピペ」という）です。コピペ全盛の現代ですが、勉強をその延長でしていくと雑多な知識ばかりが増えていき、結局は何が正しいのか、何が良くないのかというような判断力を失ってしまいます。「～に書いてあったから」症候群や「～がそう言ってたから」症候群という学校教育の併発症を起こすわけです。

　自分の"ものさし"を持ちましょう。自分の"ぶれない軸"を作りましょう。情報は飲み込むことが大事なのではなく、自分の消化酵素で消化して、自分の体に組み立てていくことが大事なのです。そう、勉強はわれわれが何気なくしている食事と同じなのです。

2 患者満足度UPのための データ活用術──デジタル編

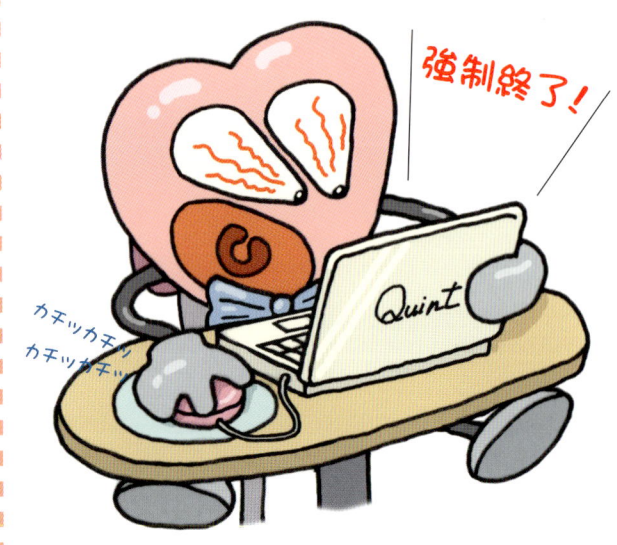

ここでは患者満足度UPにつながる項目について細かく解説していきます。そこでまずは、データの種類についてみていきましょう。

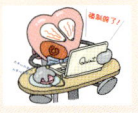 **データの種類**

ここでいうデータとはどのようなものがあるのでしょうか？ いきなり細かく分けると混乱を招くだけですので、まずは「アナログデータ」と「デジタルデータ」に分けて考えたいと思います（図1-10）。

アナログデータは従来からある手書きのデータやアナログ写真によるデータです（図1-11）。いつでもどこでも用紙や器材があればデータを集めることができます。パソコンの力を借りずに済みますので、何かと融通が利くのがメリットといえるでしょう。用紙への書き込みはどこでも好きなようにできますし、それをカルテに挟んでおけばいつでも見ることができます。

それに対してデジタルデータ（図1-12）はどうでしょう？ パソコンの力を借りるデジタルデータは入力という手間が必要ですが、入力後のデータの処理や応用は限りなく広がります。しかも適当なソフトを用いれば、それらの処理は瞬時に完了します。デジタル写真にしても撮影してすぐにチェックできますので、不適切な撮影であればその場で再撮影ができますし、患者さんにすぐ写真を見ていただくことも大きなメリットです。

▶ データの種類

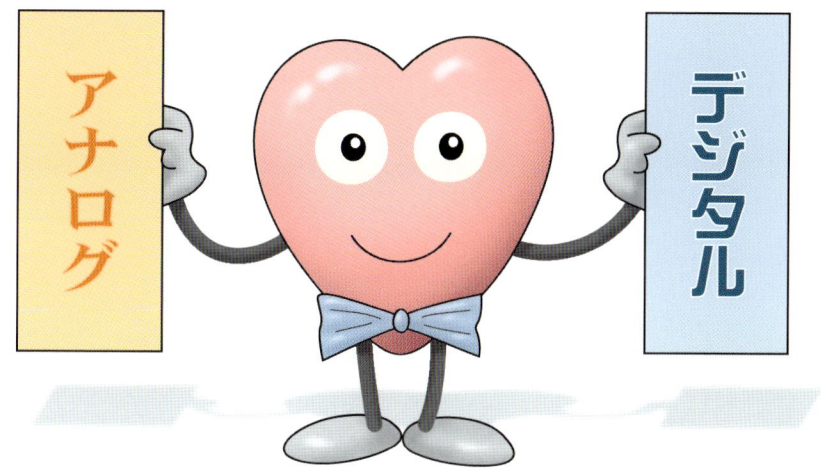

図1-10 データにはデジタルとアナログがあるが、それぞれの長所をうまく利用していくことを心がければよい。

▶ アナログデータ

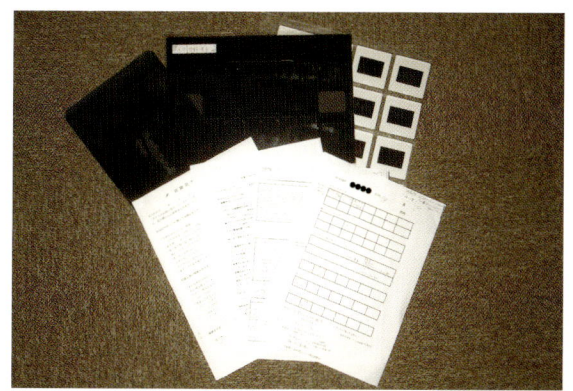

図1-11 手書きの文字媒体や、アナログカメラで撮影した画像媒体がアナログデータとなる。融通の利くところと、まったく利かないところを持ち合わせている。

▶ デジタルデータ

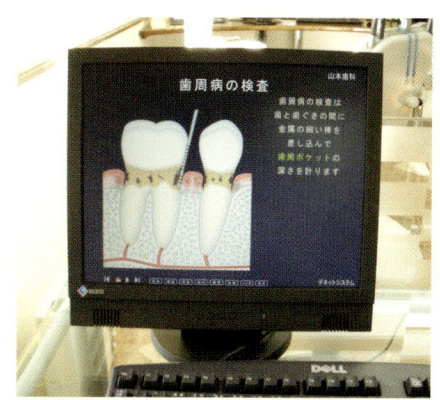

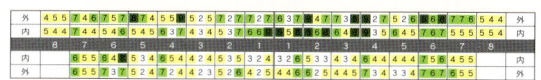

図1-12 パソコンやデジタルカメラを使って扱うデータであり、ハードウエアを揃えたり使いこなす煩わしさはあるものの、データ入力さえ行えばその後の応用はどんどん広がる。

左右の設定

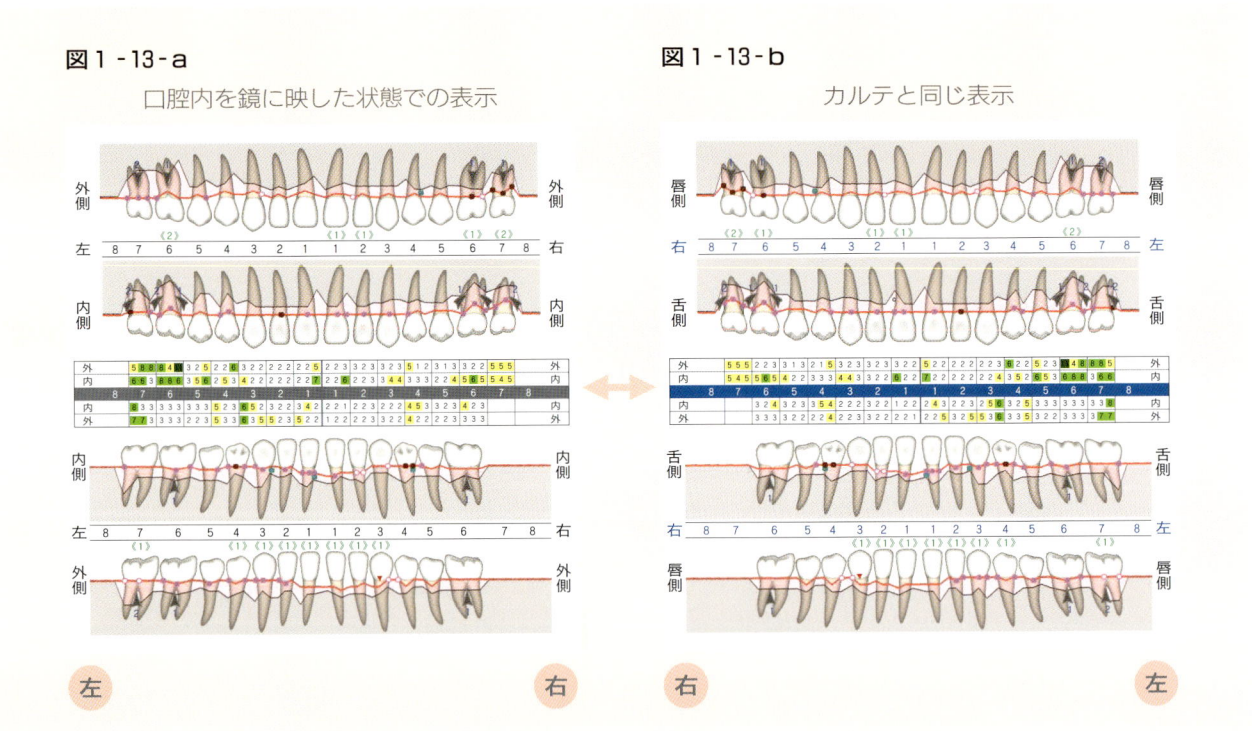

図1-13　多くの患者さんは、鏡に映っている状態で表示させた方が理解しやすいようである（図1-13-a）。ただし患者さんによっては、われわれの扱うカルテ表示の方が理解しやすいこともあるので、その場合はクリック1つで左右の逆転を行う（図1-13-b）。これもデジタルデータの利点の1つであろう。

　ここでは、"アナログとデジタルのどちらが良いか"、という観点ではなく、"患者満足度を上げるにはどうすればいいか"という観点で考えたいと思います。結論を先に言いますと、アナログとデジタルの"良いとこ取り"ということです。あるいは、一方の悪いところを他方で穴埋めすると考えてもらってもいいでしょう。患者さんの満足度を上げるためには、こちらの都合ばかり考えているわけにはいきません。知恵を絞って、現時点で良いと思える方法を考えていきましょう。

　先にデジタルデータの話から始めていきましょう。近年はパソコンのハードとソフトの進歩により、かなり快適に患者さんへの情報提供ができるようになってきました。私の医院で使っているソフト（デネットシステム）を使いながら、どのようにデータの収集、処理、提供をしているかを紹介します。

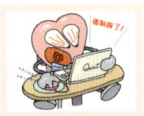
患者満足度を上げるための
デジタルインフォメーション

1．状態の実感

　治療を進めていって改善を実感してもらう前に、最初の状態を患者さんに理解してもらわなければなりません。患者さんの口腔内の、どこがどの程度悪いのかをわかりやすく情報提供する必要があるわけです。

①左右の設定

　まず、患者さんの左右という感覚は、われわれとは異なることが多いように思います。カルテに記載される左右は、患者さんから見ると逆です。なぜなら患者さんは、自分の口腔内を見るときには通常、鏡という手段しかないからです。そのため、患者さんに口腔内の状態をモニ

Part 1　患者満足度という新座標とデータ活用術

プロービング値の表示——深さによる色分け

図1-14-a

外	4 5 5	7 4 6	7 5 7	8 7 4	4 5 5	9 5 2 5	7 2 7	7 2 7	6 3 7	8 4 7	7 3 8	8 2 7	5 2 6	8 6 8	7 7 6	5 4 4	外
内	5 4 4	7 4 4	5 4 6	5 4 5	6 3 7	4 3 4	5 3 7	6 6 9	8 5 8	8 6 8	6 4 8	9 3 5	6 4 5	7 6 7	5 5 5	5 5 4	内
	8	7	6	5	4	3	2	1	1	2	3	4	5	6	7	8	
内		6 5 5	6 4 8	5 3 4	6 5 4	4 2 4	5 3 5	3 2 4	3 2 6	5 3 3	4 3 4	6 4 4	4 4 4	7 5 6	4 5 5		内
外		6 5 5	7 3 7	5 2 4	7 2 4	4 2 3	5 2 6	4 2 5	4 4 6	6 2 5	4 4 5	7 3 4	3 3 4	7 6 7	6 5 5		外

図1-14-b

（同じ数値を背景色で色分けしたもの）

□ 1〜3　■ 〜5　■ 〜7　■ 8〜

図1-14 数字だけを並べてもイメージがわかない（**図1-14-a**）。そこで、2mmごとに背景色を変えてイメージしやすくしている（**図1-14-b**）。

ターで説明するときや印刷してお渡しするときは、カルテとは左右反転した状態にしています（**図1-13-a**）。ただし、パソコンは左右反転などお手の物ですから、カルテと同じ方が理解しやすい患者さん（業界人!?）や、われわれがチェックするときにはクリック1つで簡単に反転できます（**図1-13-b**）。当然のことですが、患者さんに口腔内写真やエックス線写真をお見せするときにも同じように配慮する必要があります。

　左右をどう設定するかを決めたら、次はどのようなデータをどのように提示するかということを考えましょう。プロービング値はどのように提示すれば患者さんは理解しやすいでしょう？

②プロービング値の表示

　6点法で28本の歯をプロービングすると168個ものプロービング値が集まります。これをそのまま患者さんにお見せしても実感がわいてきません。われわれプロフェッショナルの目で見ても印象が薄いでしょう（**図1-14-a**）。しかも歯周病年齢の患者さんは視力が落ちていることも多いですから、たくさんの小さな数字は苦手です。そこで色分けという手段をとりました。はっきりと区別できるよう、数字に色をつけるよりも、数字の背景に色をつけました。

　では、どのような色がよいのでしょうか？　プロービング値の大きいところはNGイメージの強い赤ということも考えましたが、あまりにも露骨な感じがしますので、ナチュラルなイメージの緑を採用しました。1〜3mmは正常値と考えて白、4、5mmは要注意という気持ちも込めて黄色、6、7mmは薄い緑で、8mm以上は濃い緑です（**図1-14-b**）。これでしたら悪いところほど濃い色ですので、どこに問題があるのかがイメージしやすくなります。

　何mmで色が変わるかという設定も工夫が必要です。たとえば、1mmごとに色を変えると色の数が増えて見にくくなるだけでなく、2回目以降のプロービングで数値が少し変化するだけでどんどん色が変わってしまいます（**次ページ図1-15-a**）。また逆に、3mmごとに色を変えるとなかなか色が変わりません（**図1-15-b**）。

21

プロービング値の表示——色を変える基準

図1-15-a 1mmごとに色を変えた場合

□ 1〜3　■ 〜4　■ 〜5　■ 6〜

外	4 5 5	7 4 6	7 5 7	8 7 4	5 5 9	5 2 5	7 2 7	7 2 7	6 3 7	8 4 7	7 3 8	8 2 7	5 2 6	8 6 8	7 7 6	5 4 4	外
内	5 4 4	7 4 4	5 4 6	5 4 5	6 3 7	4 3 4	5 3 7	6 6 9	8 5 8	8 6 8	6 4 8	9 3 5	6 4 5	7 6 7	5 5 5	5 5 4	内
	8	7	6	5	4	3	2	1	1	2	3	4	5	6	7	8	
内	6 5 5	6 4 8	5 3 4	6 5 4	4 2 4	5 3 5	3 2 4	3 2 6	5 3 3	4 3 4	6 4 4	4 4 4	4 7 5	6 4 5 5		内
外	6 5 5	7 3 7	5 2 4	7 2 4	4 2 3	5 2 6	4 2 5	4 4 6	6 2 5	4 4 5	7 3 4	3 3 4	7 6 7	6 5 5		外

図1-15-b 3mmごとに色を変えた場合

□ 1〜3　■ 〜6　■ 〜9　■ 10〜

外	4 5 5	7 4 6	7 5 7	8 7 4	5 5 9	5 2 5	7 2 7	7 2 7	6 3 7	8 4 7	7 3 8	8 2 7	5 2 6	8 6 8	7 7 6	5 4 4	外
内	5 4 4	7 4 4	5 4 6	5 4 5	6 3 7	4 3 4	5 3 7	6 6 9	8 5 8	8 6 8	6 4 8	9 3 5	6 4 5	7 6 7	5 5 5	5 5 4	内
	8	7	6	5	4	3	2	1	1	2	3	4	5	6	7	8	
内	6 5 5	6 4 8	5 3 4	6 5 4	4 2 4	5 3 5	3 2 4	3 2 6	5 3 3	4 3 4	6 4 4	4 4 4	7 5 6	4 5 5		内
外	6 5 5	7 3 7	5 2 4	7 2 4	4 2 3	5 2 6	4 2 5	4 4 6	6 2 5	4 4 5	7 3 4	3 3 4	7 6 7	6 5 5		外

図1-15 1mmごとに色を変えても（図1-15-a）、3mmごとに色を変えても（図1-15-b）かえってイメージしにくくなる。

SRP後などに色が変わってくれればそれだけで患者さんは改善した実感を得られやすいですから、せっかく数値が下がっていても色が変わらないのはもったいない話です。歯周外科治療をするかどうかは症例によってまちまちでしょうが、SRPはほぼすべての歯周病患者さんに行いますので、SRP後のプロービング値の変化を参考にしました。アメリカ歯周病学会がまとめたデータによりますと、SRP前のプロービング値が4、5mm程度のポケットであればSRP後には1mmちょっと浅くなり、6mm以上の深いポケットではSRP後2mmちょっと浅くなることが平均値として出ています[1]。つまり2mmごとに色を変えるくらいの設定にしておけば、SRP後に色が変わる可能性が高いわけです。

③歯肉退縮、根分岐部病変の表示

歯肉退縮はどのように説明すればよいでしょう？　歯肉がどれだけ痩せているかは患者さん自身も鏡で確認できます。つまり歯肉退縮量は、プロービング値に比べて視覚的に訴えた方が理解しやすいようです。そこで歯肉退縮量は数値で見せるのではなく、歯肉のライン（赤）としてイラストで提示するようにしています（図1-16）。

鏡で患者さんが見やすい部位で、そのラインと歯肉退縮の関係を理解してもらえば、臼歯部の見にくい部位で起こっている歯肉退縮も理解してもらえるようになります。イラストでは歯肉のラインの下に黒のラインを表示していますが、これは付着レベルです。つまり歯肉ラインからプロービング値の分だけ根尖側のところに黒ラインが表示されていて、この部位までプローブが入ることを意味します。付着レベルは患者さんにはなかなか理解してもらえないとは思いますが、歯肉退縮量とプロービング値の両方が大きいときには歯槽骨吸収が大きいということを、この表示とエックス線写真を使って説明するようにしています。

またエックス線写真との併用説明では、根分岐部病変の説明もしやすいでしょう。根分岐部病変の進行度の表示とエックス線写真の両方をお見せすることで、根分岐部における歯槽骨吸収の説明もできます。

Part 1 患者満足度という新座標とデータ活用術

歯肉退縮・根分岐部病変の表示

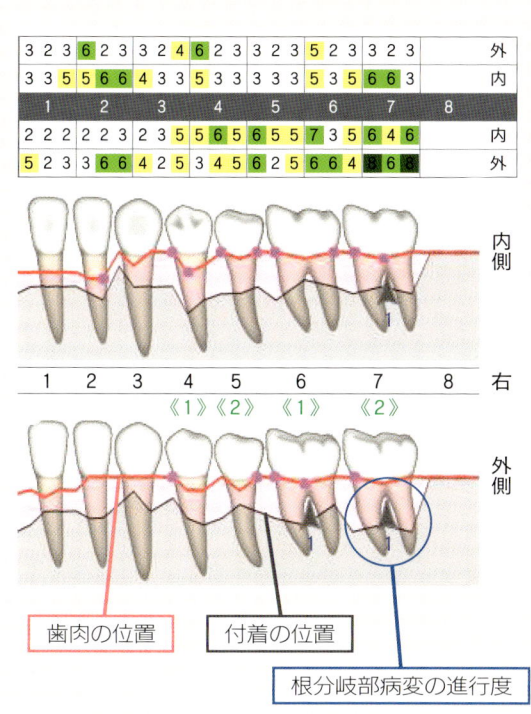

図1-16 歯肉の位置は赤いライン、付着の位置は黒いラインで表し、根分岐部病変の進行度は分岐部に数字が表示されるように設定している。視覚的に理解できやすいように工夫した結果である。

BOPの表示

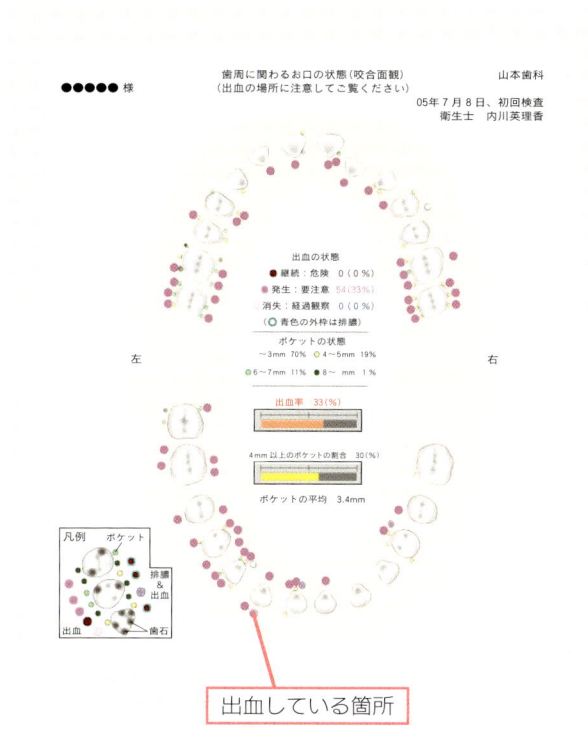

図1-17 どこから出血しているかを理解してもらえるように咬合面観で表示している。

④プロービング時の出血の表示

プロービング時の出血(bleeding on probing：BOP)はどのように提示すればわかりやすいでしょう？ これは正面観ではなく、咬合面観にしています(**図1-17**)。一般的にBOPは炎症の存在を表していますので、どこに炎症があるのかを理解してもらうためには、場所がわかりやすい方がいいからです。もちろん左右はカルテと逆にしていますので、患者さんには鏡に向かって大きく口を開けた状態であることを説明します。これにより、ブラッシングでていねいに磨いてほしい部位を理解してもらいます。初回検査時では、BOPはピンクの丸で表示されるように設定しています。

　このように、まずは患者さんが理解しやすいデータ提示をするために、いろいろ設定ができるところがデジタルの強みです。使うソフトによって異なりますが、歯科医院のニーズに応じたソフトを導入されればいいでしょう。わかりやすいデータ提示をしながら状態を詳しく説明すると、患者さんには「この医院であればしっかりと治療をしてもらえそうだ」という期待感が生まれます。この期待感は治療への積極的な参加意欲として次につながりますので、歯周基本治療への導入としても大きな効果を発揮するでしょう。

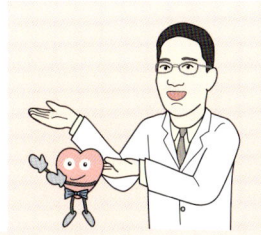

プロービング値改善の達成感

初診時

外	455	746	757	874	559	525	727	727	637	847	738	827	526	868	776	544	外
内	544	744	546	545	637	434	537	669	858	868	648	935	645	767	555	554	内
	8	7	6	5	4	3	2	1	1	2	3	4	5	6	7	8	
内		655	648	534	654	424	535	324	326	533	434	644	444	756	455		内
外		655	737	524	724	423	526	425	446	625	445	734	334	767	655		外

再評価時

外	555	734	534	552	445	324	524	434	533	535	323	324	224	474	343	333	外
内	455	544	434	553	423	323	423	334	544	424	433	433	344	435	435	444	内
	8	7	6	5	4	3	2	1	1	2	3	4	5	6	7	8	
内		533	332	222	522	222	222	212	212	212	212	324	332	444	334		内
外		543	335	223	522	222	223	322	234	423	333	322	223	343	344		外

図 1 - 18　SRP 後の再評価で、数字の変化ではなく背景色の変化で改善を実感してもらうと、患者満足度 UP につながる。

改善の著しい部位のピックアップ

再評価時

外	555	734	534	552	445	324	524	434	533	535	323	324	224	474	343	333	外
内	455	544	434	553	423	323	423	334	544	424	433	433	344	435	435	444	内
	8	7	6	5	4	3	2	1	1	2	3	4	5	6	7	8	
内		533	332	222	522	222	222	212	212	212	212	324	332	444	334		内
外		543	335	223	522	222	223	322	234	423	333	322	223	343	344		外

改善が著しい部位を示すアンダーライン

図 1 - 19　2 mm 以上改善したところには数値の下に青のラインが表示され、特に改善の著しい部位をピックアップすることができる。

2．改善の実感

治療を進めていくとデータは改善していきます。そのときにどれだけ患者さんに達成感を感じてもらえるかがポイントです。

①プロービング値改善の達成感

ポケットの深さによって色の設定をしていますので、プロービング値の変化は一目瞭然です（**図 1 - 18**）。前回のデータと比較しながら改善後のデータを見ていただくだけで、患者さんには笑みがこぼれます。ここですかさず、これは患者さん自身の努力の成果であることを告げます。がんばってブラッシングした患者さん、痛いのを我慢して SRP を受けた患者さんが報われる瞬間です。「これは SRP をしっかりしてくれた担当歯科衛生士のおかげだ」というお言葉を患者さんから頂戴したときには、歯科衛生士冥利に尽きる瞬間でもあります。もし歯周外科治療が必要な部位が残った場合でも、それに立ち向かう勇気まで持てるようになっている患者さんも増え

Part 1 患者満足度という新座標とデータ活用術

BOP改善の達成感

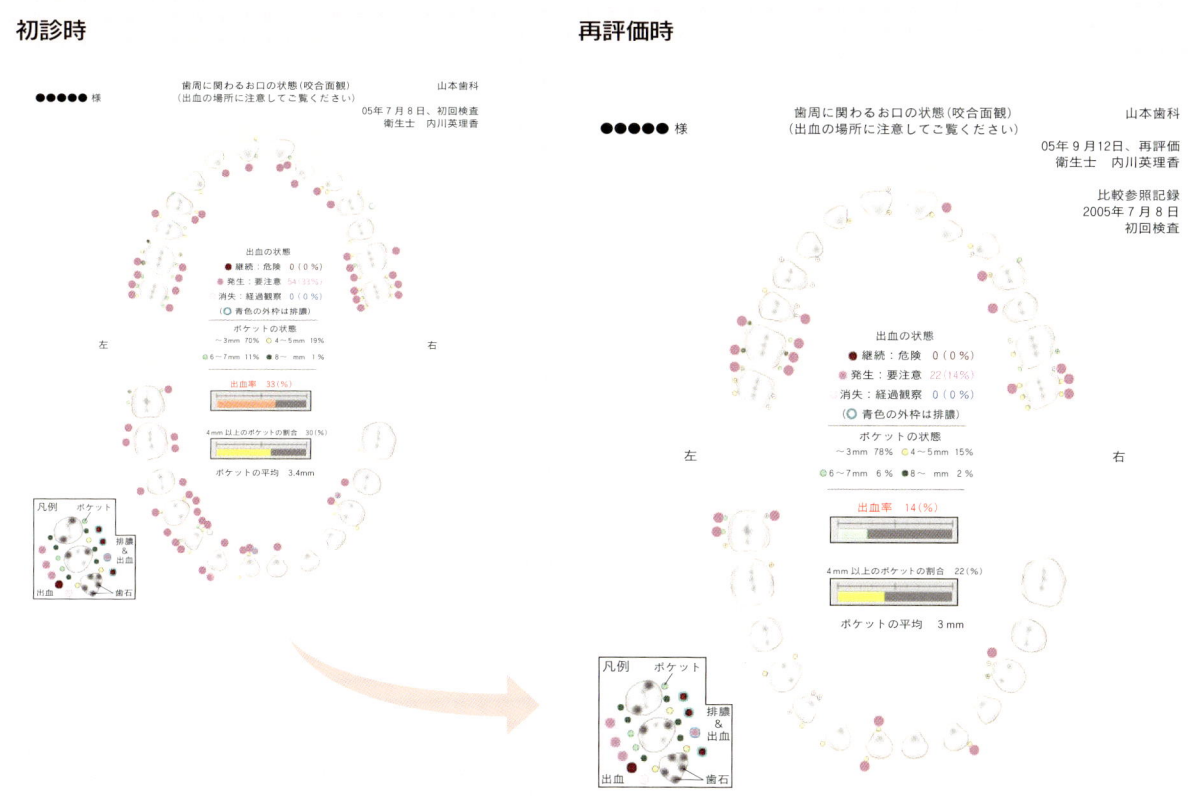

図1-20 BOPも前回のデータと比較すれば、改善は一目瞭然。

ることでしょう。

　プロービング値の変化は、だいたい2mm程度起こっていれば誤差を超えて何らかの変化が歯周組織で起こっていると考えられます。そこで、プロービング値の下に2mm以上の改善であれば青のライン、2mm以上の悪化であれば赤のラインが入るように設定しています（**図1-19**）。これにより、背景の色の変化だけでなく、大きな変化があった部位が前回のデータと比較しなくても理解できます。患者さんには青のラインを強調して説明すると背景の色の変化とともに達成感が高まります。

② BOP改善の達成感

　出血点はSRP後にはかなり減少しているはずです。これも前回のデータを比較してもらえば一目瞭然です。追い討ちをかけるように患者さんに喜んでもらいましょう（**図1-20**）。大まかな傾向ですが、男性患者さんは改善したデータの結果を強調すると喜ばれますし、女性患者さんは結果だけでなくそこに到達するまでの努力、つ

BOPの変化がひと目でわかる表示

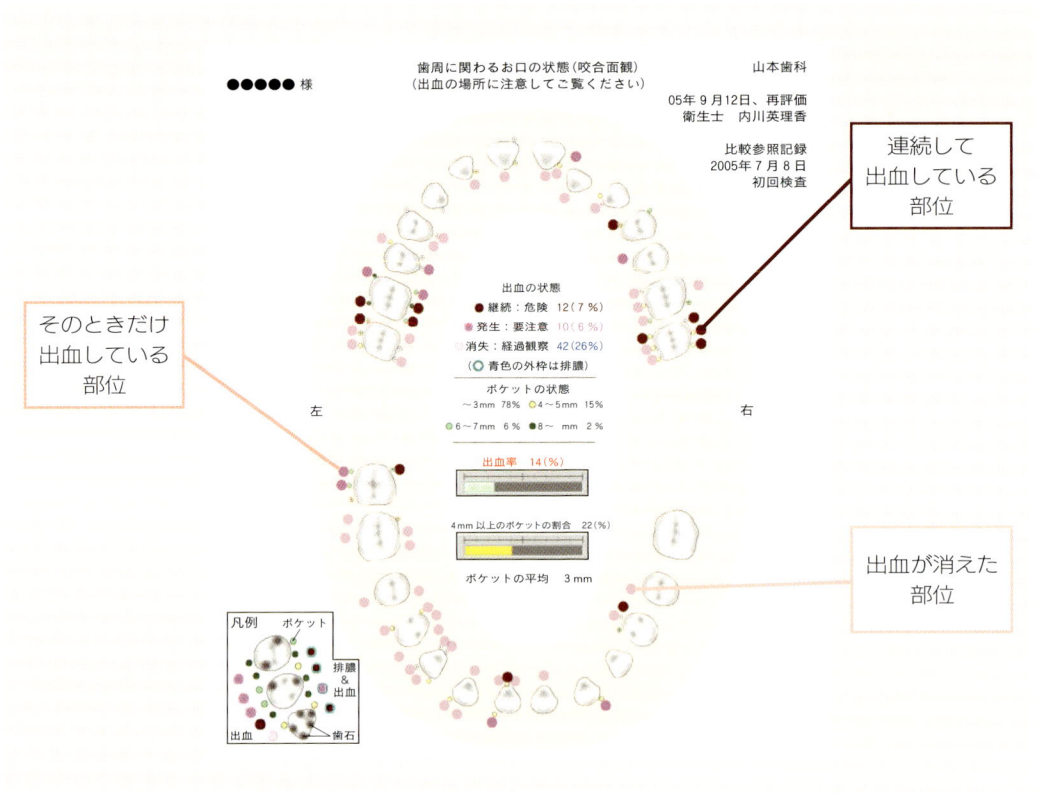

図1-21 連続したBOP部位（付着の喪失が起こる可能性が高い）を、前回のデータと比較して表示することも可能である。

まりプロセスを強調すると喜ばれるようです。

プロービング値の場合、次なる課題は残存する深いポケットということになりますが、BOPの場合はどうでしょう？ 「出血が残っているところ」イコール「次なる課題」というわけではありません。BOPでは、出血が続いていることがもっともリスクが高いといわれています[2]。そのため、連続して出血しているところが次なる課題ということになります。そこで2回め以降のBOPの表示では、連続して出血している部位は茶色の丸、そのときだけ出血している部位はピンクの丸、出血が消えたところは薄いピンクの丸としています（**図1-21**）。当然のことながら、患者さんには薄いピンクのところを強調して改善を実感してもらい、茶色のところを次なる課題と説明します。

まとめ

単なる数値というデータも、患者さんへの伝え方で患者満足度はまったく変わってきます。データをどのように表示して、どのような言葉に乗せて伝えるかということは、1つの戦略としてつねに念頭に置いておかなければならないことです。

▶▶▶ ポイント1 アナログデータとデジタルデータの良いところ取りをする

▶▶▶ ポイント2 初診時は状態の実感が目標

▶▶▶ ポイント3 再評価時では改善の実感が目標

3 患者満足度UPのための
データ活用術──続・デジタル編

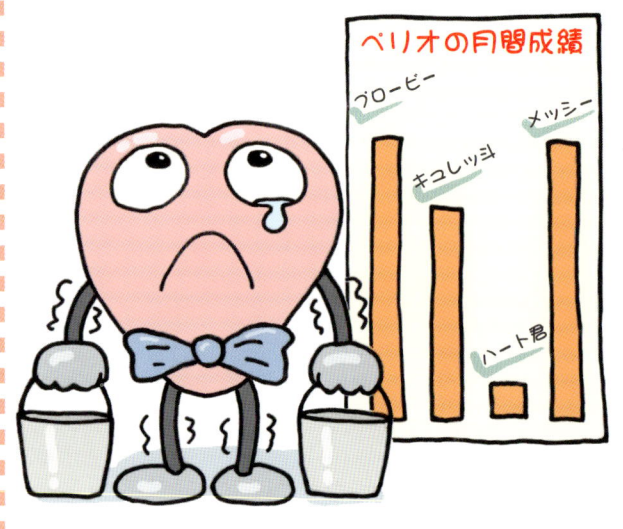

　前項に続いて、データを使った患者満足度UPを考えます。基本的に、"データをたくさん集めましょう"ということではなく、"せっかく集めたデータをうまく生かしましょう"というコンセプトに基づいています。minimum effort, maximum pleasure（小さな労力で最大限の効果を）でいきましょう！

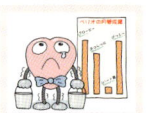 **デジタルデータの応用**

1．グラフ化

　せっかくプロービング値やBOPのデータを集めたのであれば、もうちょっとこれを生かしましょう。データの経過を見るのにはグラフが最適です。これをうまく歯周治療に生かせないでしょうか？

　最近は、糖尿病患者さんでしたらご自分のHbA$_{1c}$の値をご存知です。高血圧の患者さんでしたら最高血圧、最低血圧をご存知です。歯周病患者さんはどうでしょう？　あれだけプロービング値などのデータを取られているにもかかわらず、ご存知ありません（図1-22）。それは当然です。データが多すぎるからです。われわれの提示の仕方にも問題があるでしょう。そこで、ちょっと工夫してデータ提示をしてみました。

①プロービング値のグラフ化

　私が使っているソフト（デネットシステム）では、すべての部位のプロービング値を個々にグラフ化して閲覧できるようにもしていますが、ここでは全体像を患者さんに理解してもらえるように考えましょう。プロービング

Part 1 患者満足度という新座標とデータ活用術

歯周病の数値化

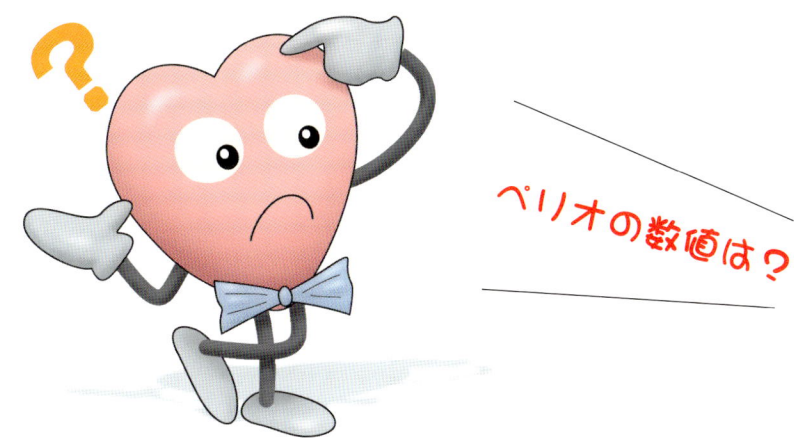

図1-22 糖尿病や肝臓病のように、歯周病も数値化ができれば、患者さんの意識が向上するのではないだろうか。

プロービング値のグラフ化

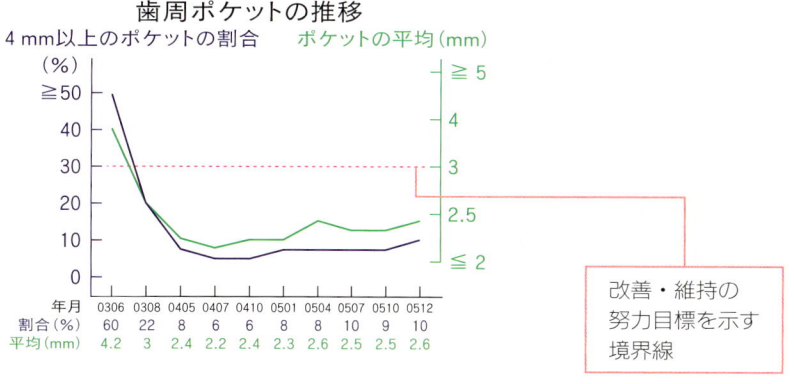

図1-23 平均値と4mm以上のポケットの割合をグラフ化している。前者が3mm、後者が30%を下回ることを動的治療の目標にすることにより、具体的なゴールの設定ができる。

値では、平均値と4mm以上のポケットの割合を採用しました（**図1-23**）。これを同じグラフに表示することで、初診時からどのように変化しているかがわかります。糖尿病にしても高血圧にしても、数値が下がるというのは良くなったというイメージですから、グラフが下がることで良くなったというイメージが湧いてきます。

ただし、それだけですとインパクトが弱いので、目標を設けます。これはHbA$_{1c}$や血圧と同じように数値をとらえてもらうためです。あるデータによりますと、平均値で3mm以上、4mm以上のポケットの割合が30%以上になるとかなり悪化のリスク（付着の喪失リスク）が高まることがわかっています[3]。そこで、これを1つの基準としてグラフに境界線を設けます。この線よりも上の場合は下になる努力目標として、この線よりも

29

▶ BOPのグラフ化

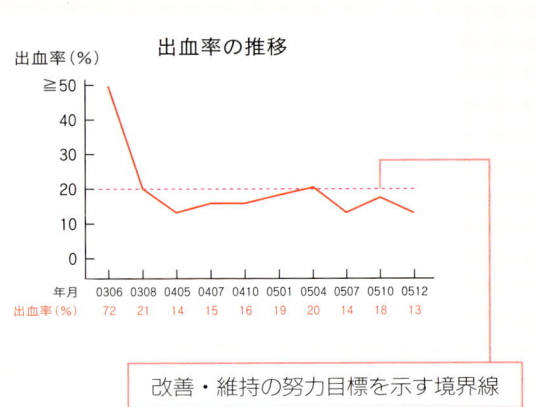

図1-24 プロービングをしたすべての部位のうちで、何%出血したかを計算しグラフ化している。これは出血率、あるいはBOP率という。動的治療終了時には20%を切ることを目標にしている。

▶ レーダーチャート化

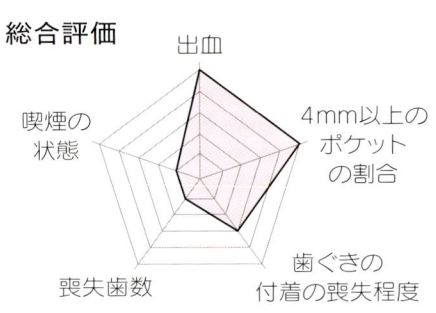

図1-25 5項目についてレーダーチャートを作り、総合評価ができるように設定している。

下の場合はそれを維持する努力目標とします。もちろんこの基準は絶対的なものではありませんので、医院によって変更してかまいません。

　グラフが上下するたびに敏感に一喜一憂するのもどうかと思いますが、少なくとも基準を設けることで、改善したときの達成感、維持できているときの安堵感、悪化したときの危機感が程よく発生するようになります。

②BOPのグラフ化

　プロービング値と同じように、BOPもグラフ化できるでしょうか？　もちろんできます。それは出血率（BOP率）と呼ばれる数値を導入すれば簡単です（**図1-24**）。これはプロービングをした部位すべてのうち、何%の部位で出血したかを表す数値で大変有用です。これをグラフ化することにより、炎症の強さの変化をビジュアル化できます。

　ここでも数値目標を設けましょう。私の医院では20%を基準にしています。少し甘い基準ですが、患者さんががんばれば、ほとんどの場合クリアーできます。BOP率が30%以上の患者さんと20%以下の患者さんで悪化の

リスクは3倍以上違うこともわかっています[4]ので、基準をクリアーされた患者さんには努力を賞賛し、リスクが下がったことをお伝えします。これも患者満足度UPにつながります。

2．レーダーチャート化

　グラフではなく、レーダーチャートでデータ提示する方法もあります。私の医院で採用しているのは、5角形のペリオドンタルペンタゴン（periodontal pentagon）です（**図1-25**）。数値が大きいと悪いというイメージを踏襲し、レーダーチャートの輪が大きいと良くないという設定にしています。

①設定項目の選択

　レーダーチャートにたくさんの項目が入れば、それだけ判断材料が増えて良いように思えますが、実際はどんどん複雑になります。われわれプロが見るだけであればOKですが、複雑になったレーダーチャートは患者さんに提示する場合はNGです。そこで私は5項目に絞って選択しました。一番上から時計回りに、出血（BOP

Part 1 患者満足度という新座標とデータ活用術

項目のレイアウト

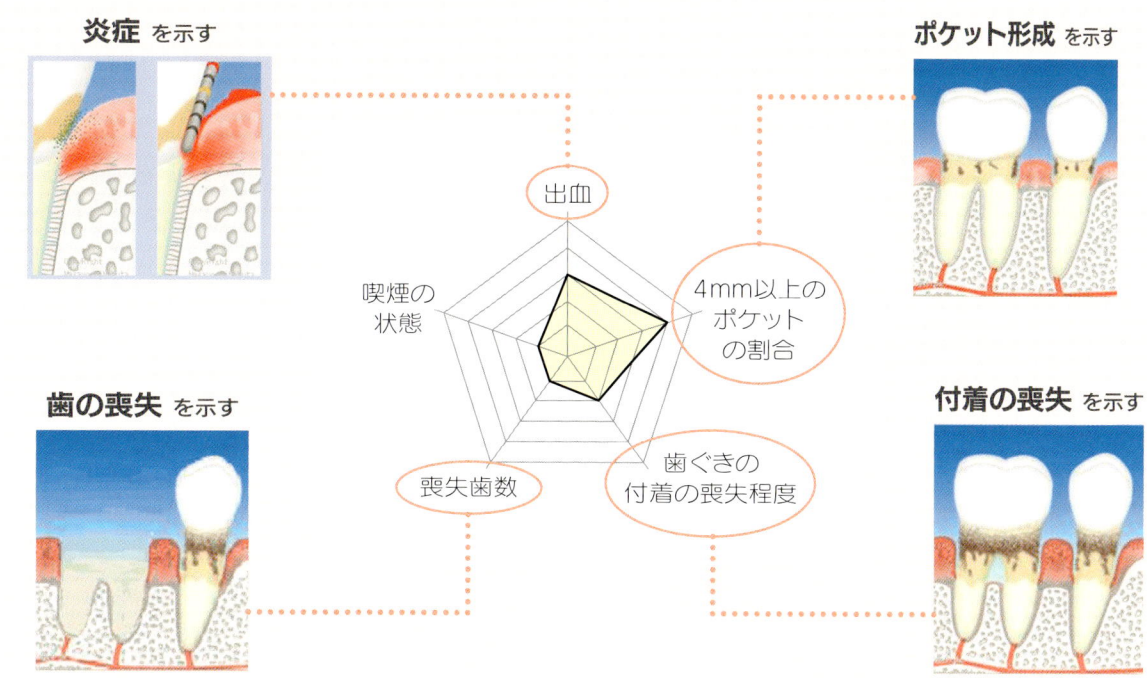

図1-26 0時の位置から時計回りに、炎症（出血）、ポケット形成（4mm以上のポケットの割合）、付着の喪失（歯ぐきの付着の喪失程度）、歯の喪失（喪失歯数）と配列することにより、歯周病の進行がどこのレベルまで達しているのかが判断できるようになっている。また、喫煙の有無や喫煙量により、後天的リスクファクターを加味している。

率）、4mm以上のポケットの割合、歯ぐきの付着の喪失程度、喪失歯数、喫煙の状態です。

　歯ぐきの付着の喪失程度は、付着レベルと年齢から出された数値であり、年齢のわりに付着の喪失が大きい、つまり破壊が進んでいる患者さんほど高い値になります。もちろんこれはパソコンが計算してくれます。隣接面の骨レベルをエックス線写真で測定するという方法もありますが、検査が増えますし、しょっちゅうエックス線写真を撮影できないという現実もあります。また唇側中央部の歯肉退縮は進行しているが、隣接面の骨レベルの正常な患者さん（「ミラーの分類」のクラス1や2：非炎症性歯肉退縮）ではエックス線写真には写ってきません。

②項目を並べる順序

　この5項目は、時計回りに歯周病の進行をシュミレーションしていて、上から順に、炎症→ポケット形成→付着の喪失→歯の喪失と並んでいます。患者さんが、自分はどこまで歯周病が進行しているかがわかる仕組みにしているわけです（図1-26）。

③リスクアセスメントとリスクマネージメント

　また、5項目の上半分は「現在の状況」を表し、下半分は「過去の破壊」を表していますので、過去と現在のデータを上下で表現していることになります。現在の歯周治療では、過去の破壊をすべて元に戻すことはできませんので、過去のデータは現状維持、現在のデータは改善を

31

リスクアセスメントとマネージメント

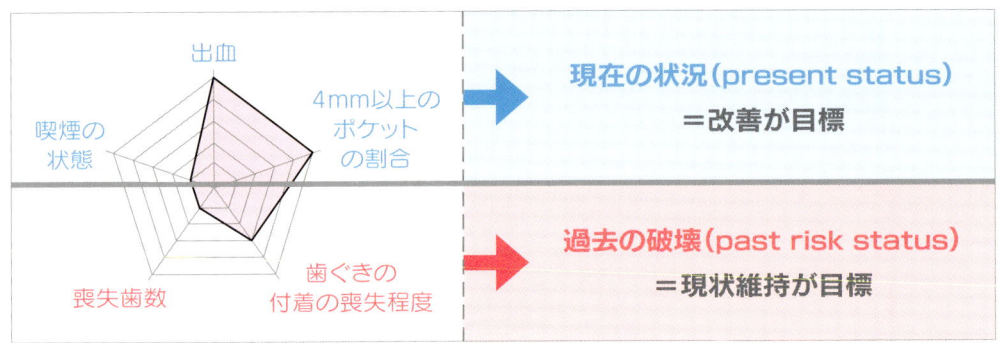

図1-27 レーダーチャートの上半分は動的治療で改善を目指す領域、下半分はメインテナンスで維持を目指す領域となる。

レーダーチャートのグラフ化

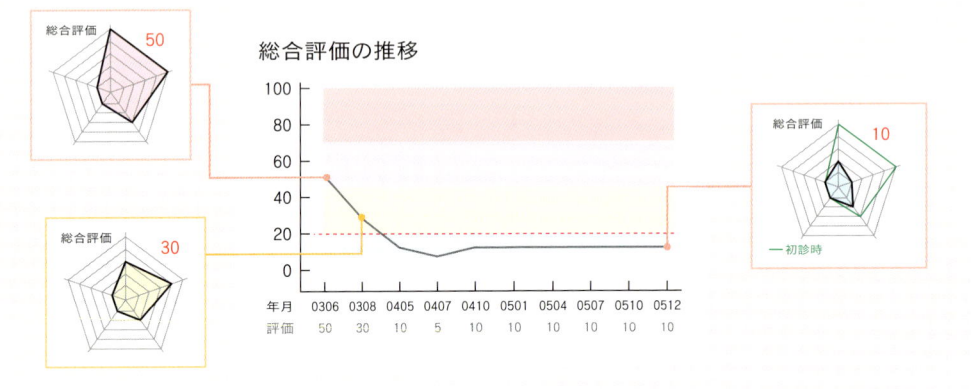

図1-28 レーダーチャートで表示されている総合評価を数値化することによって、グラフにすることができる。患者さんは全体として、改善、維持、悪化しているのかがひと目でわかるようになる。

目標に治療を進めることになります（**図1-27**）。つまり上半分のレーダーチャートを改善し、下半分のレーダーチャートを維持する方向性です。これは歯周病のリスクアセスメントとリスクマネージメントをしていることになります。

④レーダーチャートのグラフ化

レーダーチャートの各項目はそれぞれレベル分けされて数値化されますので、それを元に全体的な総合点数を出すことができます。これをグラフ化することにより、そのときそのときのリスクの大きさを見ることができます（**図1-28**）。このときには、プロービング値やBOPのグラフのように基準を設けることはしていません。よっぽど基準を低く設定しない限り、破壊の進んでいる患者さんは一生クリアーできないからです。そこでリスクの大きさ（この場合、総合評価の点数）によって4つのグループに分けて、グラフ上で色分けしています。この色はレーダーチャートの中の色にも反映されていますので、改善した場合は色が変化します。

レーダーチャートにしても前項でまとめたグラフにしても、すべてパソコンが計算して作ってくれるものです。われわれは、プロービング値やBOPといった基本

Part 1　患者満足度という新座標とデータ活用術

デジタルカメラによる口腔内写真撮影

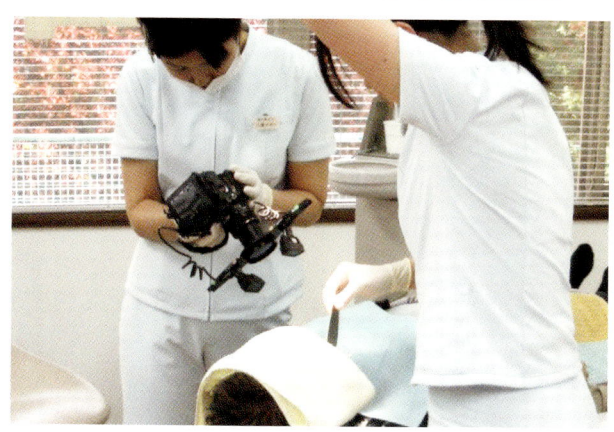

図1-29　2人1組となって、患者さんの苦痛を最小限にして、効率よく撮影する必要がある。

デジタル画像の活用

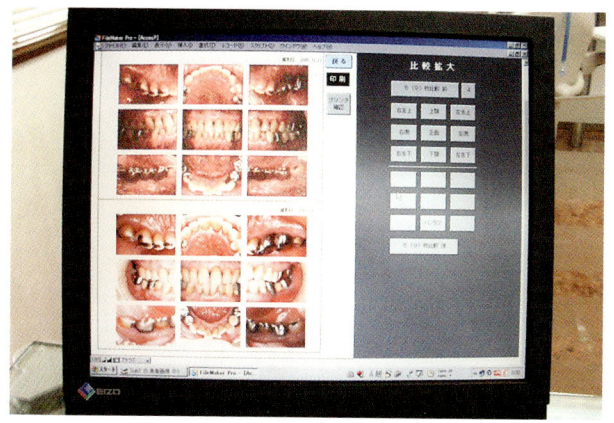

図1-30　口腔内写真の比較をして患者さんに実際の改善を確認してもらったり、過去の良くないときを思い出してもらうことはモチベーションUPにつながる。

のデータを入力するだけです。ここがデジタルの大きなメリットの1つです。患者さんへのいろいろな提示は、いちいちわれわれが作るのではなく、パソコンのソフトがやってくれるわけです。

3．口腔内写真、エックス線写真のデジタル化

以前は、アナログのカメラで口腔内写真を撮影して35mmスライドにしていましたが、現在はデジタルカメラを使用しています（図1-29）。どこのメーカーのどの機種がおすすめというわけではなく、使う側のニーズに合ったものであれば何でもよいと思います。機能重視、使い勝手重視、重さ重視、予算重視などいろいろな選び方があるでしょう。

デジタルカメラで撮影すると、その場で確認できるのが大きなメリットです。以前のアナログカメラですと、写真ができあがってこないと確認できませんでしたので、外科処置の写真で失敗していればどうしようもありませんでした。すぐに確認できるということは、患者さんにすぐに見ていただけるというメリットにもなります。口腔内カメラのような道具もありますが、デジタルカメラで撮影してすぐにモニターに映し、以前の写真と比較すると改善部位が大きく映し出されてモチベーション効果が高まります（図1-30）。詳細は専門書に譲りますが、撮影角度が悪かったり余計な部分が写っていても、デジタル写真であれば後で加工できますので、患者さんが比較しやすいように細工もできます。もちろんいつでも印刷して手渡しできることもメリットでしょう。

デジタルエックス線写真もさまざまなメリットがあります。放射線の被爆量を抑えたり、撮影してすぐに見られること、拡大縮小や明度、コントラストの調整もその場でできることは大きなメリットです。また最近は断層撮影もできるようになってきており、まだまだ進歩していく勢いです。ただ、私の医院ではエックス線写真のデジタル化には至っていません。オルソパントモ写真はデジタルが優れていると思うのですが、デンタルエックス線写真になるとセンサーの関係で撮影が困難な場合があることや、規格化した16枚法などにも支障が出る場合があることを考えて、現在は優れたシステムができるまで待機中です。

まとめ

　デジタルデータによる患者さんへの情報提供は、ソフトやハードの進歩とともにこれからますます増えていきます。できるだけ労力はパソコンに担当してもらい、いかに有効なデータを患者さんに提示するかということに集中したいものです。そしてそのデータ提示は患者さんを"へこますもの"ではなく、あくまで"励ますもの"というスタンスを忘れないようにすることが患者満足度UPにつながるものと信じています。

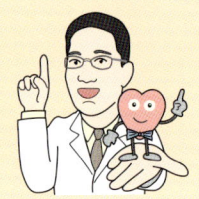

▶▶▶ **ポイント1**　プロービングデータはグラフ化やレーダーチャート化して視覚化する

▶▶▶ **ポイント2**　パソコンの力を借りて、マンパワーを最小限にする

▶▶▶ **ポイント3**　リスクアセスメントやリスクマネージメントにまで応用する

Dr. Hiro's EYE ESSAY2

情報の共有と情動の共有

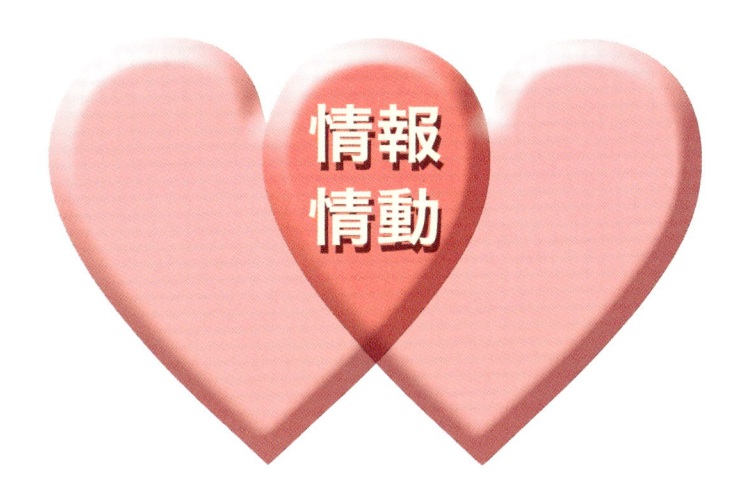

　患者満足度UPには情報の共有が欠かせません。歯周治療ではプロービング値だけで膨大なデータがありますので、それをどのように情報提供し共有するかは、難しい面もあります。しかし今ではコンピューターのハードとソフトの力を借りることにより、昔とは比較にならないくらい簡単に情報提供できるようになりました。

　さてここでもう一歩進んで考えてみましょう。自分の口腔内の"情報"を手に入れた患者さんに、どのような"情動"が生まれているかということです。前回より数値が良くてルンルン気分のときもあるでしょうし、逆に数値が上がってしまい、がっかりモードのときもあるでしょう。ルンルン気分のときには一緒に喜び、がっかりモードのときには励ますのが、パソコンにはできないマンパワーです。

　メインテナンスが中断してしまい、ハラハラドキドキでお見えになった患者さん。データに変化がなかったときには、心配していたことを告げるとともに一緒にホッとしたいものです。こんな心配をしなくてすむように、ちゃんとメインテナンスを受けようと思っていただければしめたもの。単なる情報の提供しかしていないと、メインテナンスが中断しても大丈夫だと勘違いされる患者さんもおられるかもしれません。不幸にもデータが悪化してしまった場合はどうでしょう？　患者さんはハラハラモードからがっかりモードにまっさかさまです。このときに「それみたことか」というような対応をしてしまいますと、患者さんにはポジティブな感情は芽生えてきません。一緒にがっかりはするものの、必ず改善することを告げて前向きになってもらうよう励ます必要があります。

　このようにパソコンは"情報の共有"に一役買ってくれますが、それに気持ちを添えるためにはわれわれが"情動の共有"を心がけたいものです。

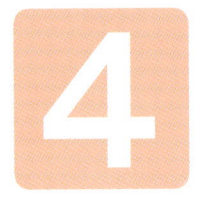

4 患者満足度UPのための データ活用術——アナログ編

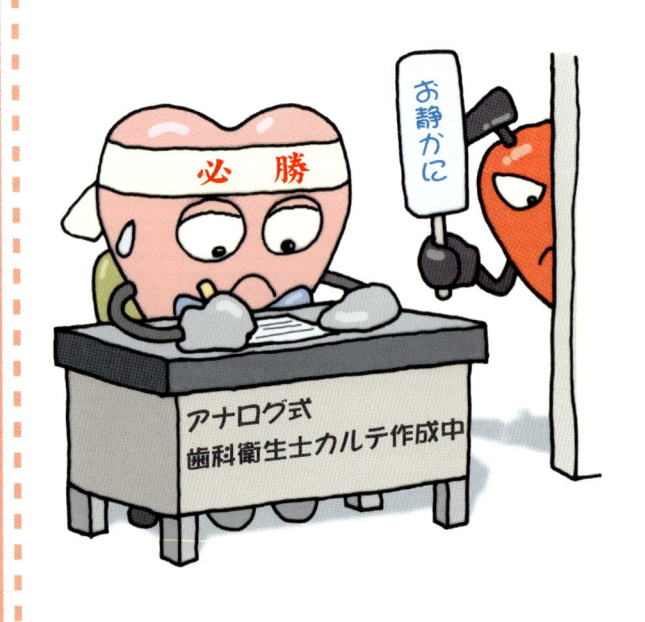

パソコンを利用したデジタルデータはこれからもどんどん発展していくと思いますが、アナログデータも捨てたものではありません。本項では隠れた武器になるアナログデータについてまとめたいと思います。

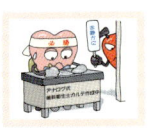

確実に情報を収集し、活用するためのアナログ操作

1．プロービング値の記入

デジタルデータは、入力が終わりプレゼンテーションの段階になるととても美しく、かっこいいものです。しかしその入力にはマンパワーが必要ですし、データ収集も地味なアナログ作業です。たとえばプロービングを考えてみましょう。

術者がプロービング値をアシスタントに告げていきます（**図1-31-a**）。このときアシスタントは読み上げられた数値をパソコンやPDA（携帯情報端末）ではなく紙に記入します（**図1-32**）。私の医院でも昔はパソコンに直接入力をしていたことがありますが（**図1-31-b**）、入力ミスを防ぐために取りやめました。いったん紙にアナログデータとして残しておくことで、入力時のミスを確認できるからです。用紙に記入するときにミスをする確率は格段に小さく、ほとんどのミスがパソコンに入力するときのものですから、二度手間になるこの方法はデメリットよりもメリットの方が大きいと考えられます。

このデジタル化のためのアナログ操作は患者満足度に直接結びつくわけではありませんが、データのエラーを

Part 1 患者満足度という新座標とデータ活用術

▶ プロービング値の記録

▶ 以前の記録スタイル

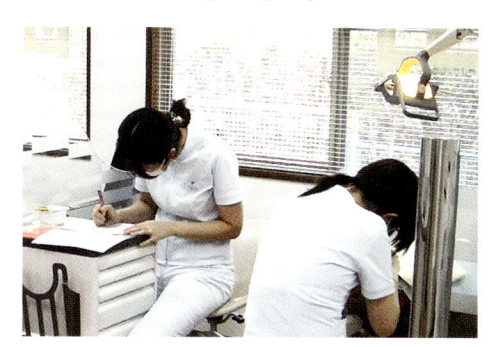

図1-31-a プロービングは、術者とアシスタントの2人1組で行うと、効率アップとエラー減少に有効である。

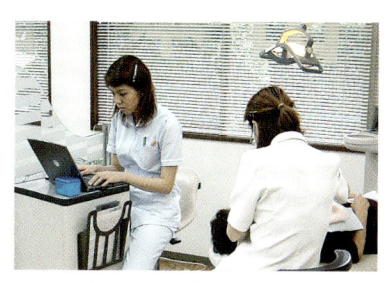

図1-31-b 以前は、プロービング値などをノートパソコンに直接入力をしていたが、入力ミスが起こりやすく、またそのミスにも気づきにくいため、現在は採用していない。

▶ プロービング値の記入用紙

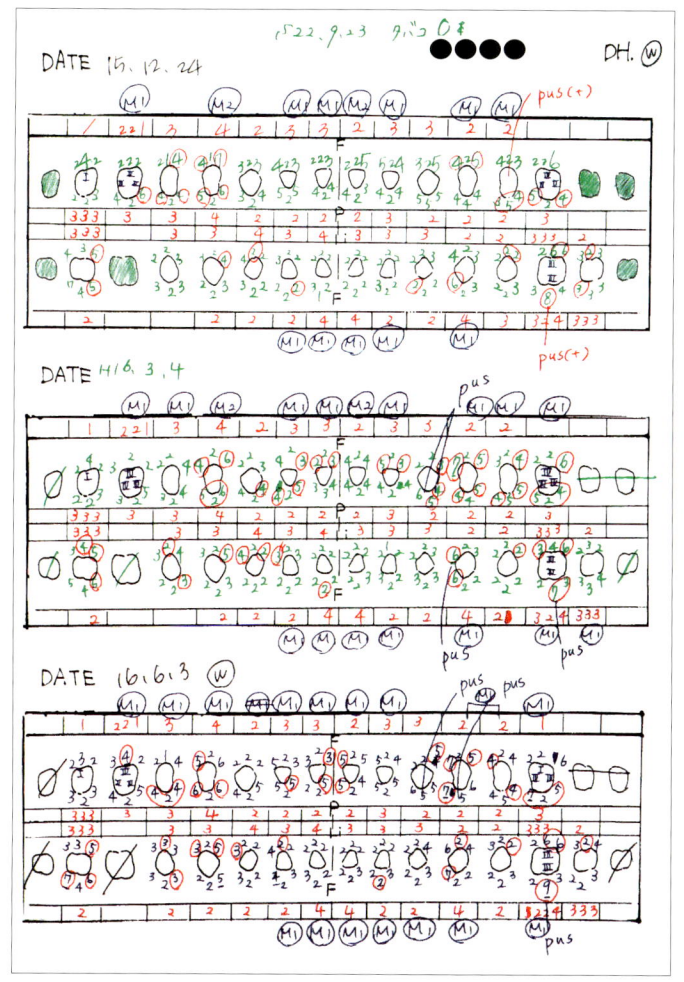

図1-32 二度手間になるが、術者の告げたプロービング値などのデータはいったん用紙に手書きで記入していく。

患者さんへのアンケート用紙

治療用アンケート

記入年月日　　年　　月　　日　　氏名 ＿＿＿＿＿＿＿＿
これからの治療に役立てていきたいと思いますので、以下の問いに該当する項目を○で囲み、記入欄には必要事項をお書きください。

お口の中のことに関してお聞かせください

・ご自分のお口の中の健康には
　自信がある・自信がないが気をつけている・自信がない・あまり気にとめない
・歯を磨くと血が出ることがありますか　　はい・いいえ
・歯と歯の間に食べ物がつまりやすいですか　　はい・いいえ
・歯がしみることがありますか　　はい・いいえ
・硬いものを咬みにくくなったと感じますか　　はい・いいえ
・口臭が気になりますか、又は口臭があると言われたことがありますか　　はい・いいえ
・口の中がよく乾きますか　　はい・いいえ
・歯ぎしりや歯を噛みしめていることがありますか　　はい・いいえ・わからない

治療に深い関係がありますのでお口の中以外のこともお聞かせください

・何か全身的な病気がありますか　　はい(病名　　　　)・いいえ
・何か薬を飲んでいますか　はい(何の薬ですか　　　　)・いいえ
・たばこは吸われますか
　はい(1日約　　本)　・　以前吸っていたが今は吸っていない　・　いいえ
・間食はされますか(砂糖や炭酸入り飲み物も含めて)　　はい・いいえ
「はい」と答えた方にお聞きします
　・1日に何回くらい間食されますか　　1日約(　　)回
　・何をよく食べられますか
　　クッキー、スナック菓子、チョコレート、あめ、せんべい、缶コーヒー、ガム、ジュース(炭酸類含む)その他(　　　　)

歯磨きやお口の中の清掃ことについてお聞かせください

・歯の磨き方を見聞きされたり、指導を受けられたことがありますか　　はい・いいえ
「はい」と答えた方にお聞きします
　・それはいつですか　　約(　　)年前　・　約(　　)ヶ月前
　・どこでですか　　歯科医院・学校・会社・テレビ・新聞・雑誌・
　　　　その他(　　　　)
　・その磨き方を実践されていますか　　はい・いいえ

・現在使用している歯の清掃器具はどれですか
　歯ブラシ、歯間ブラシ、フロス、糸ようじ、つまようじ、ウオーターピック
　電動歯ブラシ、その他(　　　　)
・現在お使いの歯ブラシについて
　自分で選んでいますか　　はい・いいえ
　毛の硬さは　　とてもやわからめ・やわらかめ・ふつう
　　　　少しかため・かため・特に決めていない
　歯ブラシの交換時期は　　決めていない・毛が開いたら・1～2週間・2週間～1ヶ月間
　　　　1～2ヶ月・2ヶ月以上・その他(　　　　)
・歯磨き剤について
　どんなものをお使いですか　　チューブに入ったペースト・液体・使わない・
　　　　その他(　　　　)
・現在、歯を磨いている時間帯を○で囲み、そのうえで一番時間をかけている時間帯を◎で囲んでください
　　起床時　・　朝食後　・　昼食後　・　夕食後　・　就寝前　・　間食後
　　その他　(　　　　)　・　ほとんど磨かない
・お口の状態に合った歯の磨き方を聞いてみたいですか　　はい・いいえ
・歯垢(プラーク)とは何かご存じですか
　　食べかす・細菌の塊・聞いたことはあるが何か知らない・知らない・
　　その他(　　　　)
・歯石をご存じですか　　はい・いいえ
・今までに歯石を取ったことはありますか　　はい・いいえ
「はい」と答えた方にお聞きします
　・それはいつ頃ですか　　約(　　)年前　・　約(　　)ヶ月前
　・定期的に取っている方　　約(　　)年ごと　・　約(　　)ヶ月ごと
　・歯石を取った感想(いくつでも)
　　・さっぱりした・気持ちよかった・出血しなくなった・口臭がしなくなった・痛かった
　　・不快だった・怖かった・音が嫌だった・冷たいものがしみた・歯ぐきがやせた・
　　・歯と歯の間にものがつまるようになった・特に何も変わらなかった
　　・その他(　　　　)

お口の中のことや歯科治療について知りたいこと、希望されることがありましたら具体的にお書きください

ご協力ありがとうございました

図1-33　あらかじめ収集したい情報項目を、アンケート用紙に用意しておく方法もある。

できるだけ抑える意味では大変重要な意味を持ちます。なぜなら、ここまで説明したデータの処理すべてが、データ収集時のエラーによって消えてしまうことになるからです。したがってアナログ操作は、“正しいデータを集めてそれを有効に利用する出発点”としてとらえてもらえれば幸いです。

2．アンケートの利用

当院では、口腔内の状態や全身疾患などについて尋ねるアンケート用紙があり(**図1-33**)、患者さんにあらかじめ記入してきていただくことがあります。そして歯科衛生士がもう1度確認を兼ねて質問をしながら、記入していただいた用紙にさらに情報量を増やしていきます。質問する項目があらかじめ決まっているので、聞き漏れがありません。また、どんなに無愛想な患者さんでもアンケートには答えてもらえますので、最低限の情報を仕入れることができます。

アンケートに答える患者さんの想いはどうでしょう？たいていこの種のアンケートは初診に近い段階で行いますので、不安と期待が入り混じった気持ちでしょう。しかし、きっちりとデータを集めているというイメージを持ってもらえるので、その後の指導や説明にも積極的に参加される患者さんが多いようです。このような問診表以外のアンケートは、患者さんのちょっとした意識改革にも一役買うことができます。

Part 1 患者満足度という新座標とデータ活用術

歯科衛生士カルテ──デジタル式とアナログ式

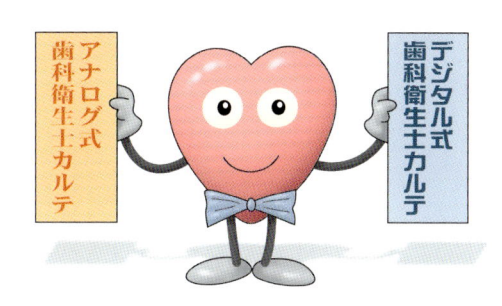

図1-34 デジタル式、アナログ式の両方とも、歯科衛生士カルテとして有効である。

デジタル式歯科衛生士カルテ

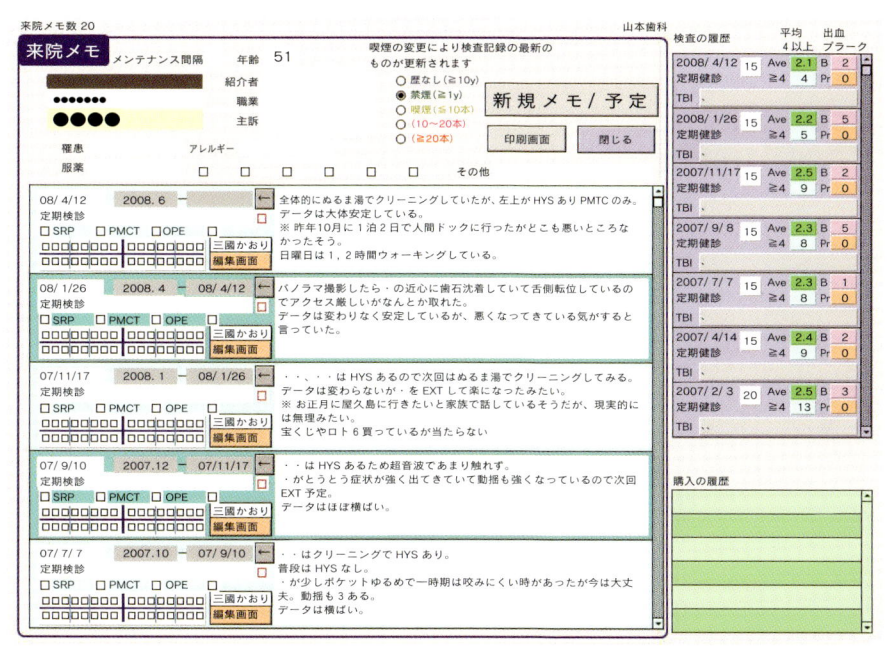

図1-35 その日の「記憶」を「記録」に変換しておくため、ワープロ感覚で入力する。

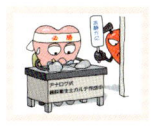

患者さんと歯科衛生士の架け橋「歯科衛生士カルテ」

歯科医師は患者さんのカルテに記入しています（私のように読めないような字を書く歯科医師は、電子カルテという便利な道具もあります）。そこには、診療内容はもちろんのこと、場合によっては病歴やプライベートなことも書き込むことがあります。それでは歯科衛生士はどうでしょう？　ここで「歯科衛生士カルテ」が必要になってきます。

歯科衛生士カルテにもデジタルとアナログが存在します（図1-34）。私の医院でも両方使っています。デジタル式歯科衛生士カルテは、メインテナンスで来院されたような患者さんの状態や指導内容をワープロ感覚で入力するものです（図1-35）。フッ化物塗布の待ち時間などを使って、後で見やすいように簡単にまとめて入力して

39

アナログ式歯科衛生士カルテ

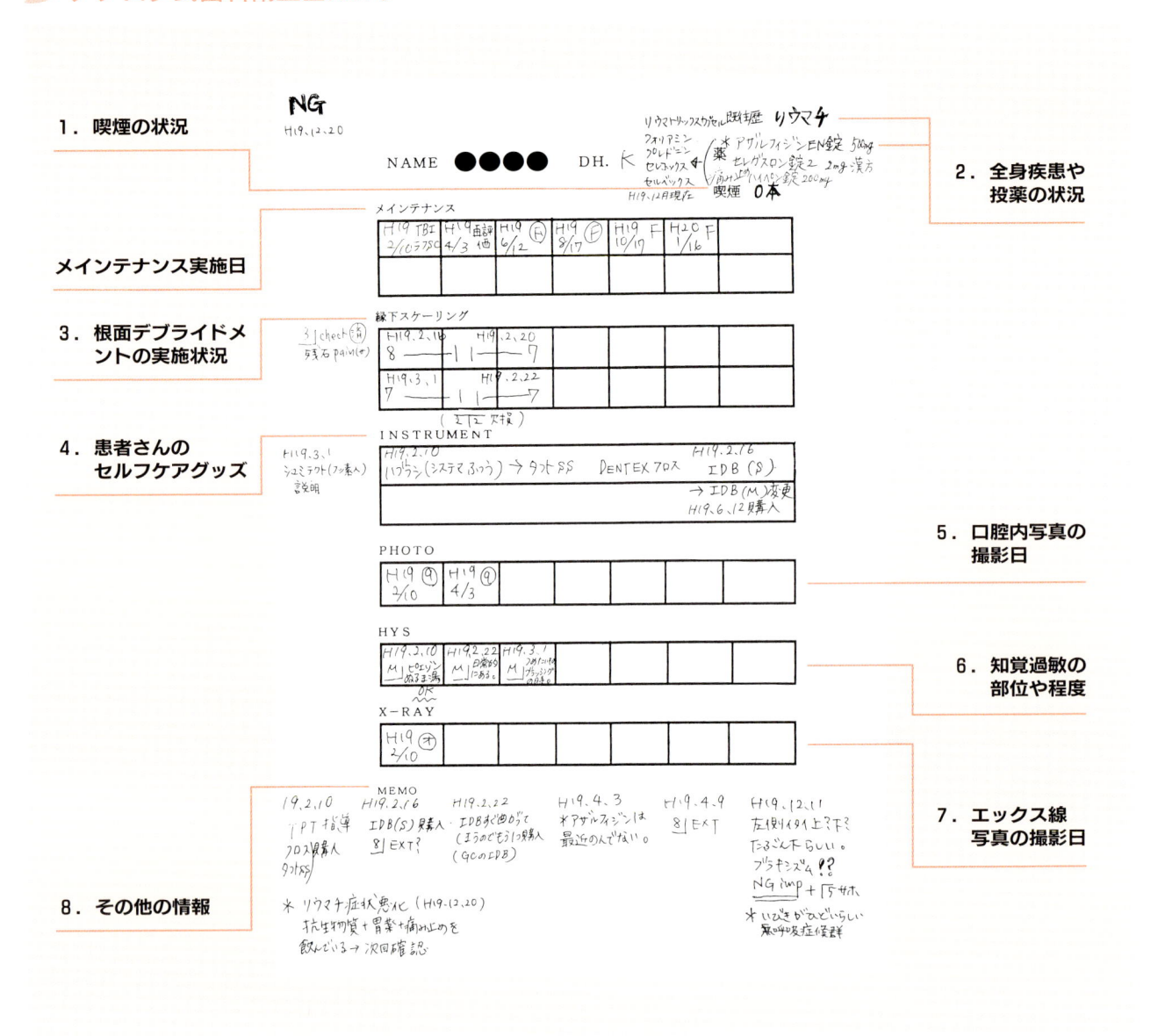

図1-36　歯科に関する患者さん個人の情報集積は、アナログ式の方が何かと便利なようである。

います。この入力により、パソコンはその日に患者さんがきちんと来院されていると判断しますので、コンプライアンス率やリコール率を計算することができます。

このように、時系列で患者さんの状況の変化や指導内容の変化を見るときにはデジタル式歯科衛生士カルテが有効です。しかし私の医院では、患者さんに関する情報の多くはアナログ式歯科衛生士カルテに手書きで記入し

ています（図1-36）。

それでは、このアナログ式歯科衛生士カルテについて、どのような情報を書き込むのか詳しく見ていきましょう。患者さんの名前、生年月日などの基本的な情報はあたりまえですので、基本情報以外について解説します（図1-37）。

Part 1　患者満足度という新座標とデータ活用術

アナログ式歯科衛生士カルテの内容

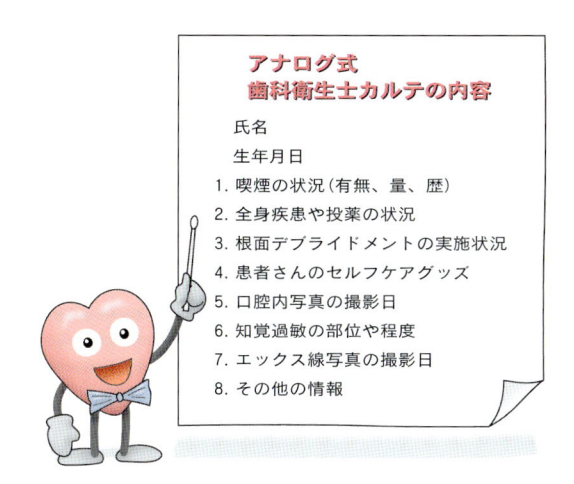

図1-37　喫煙、全身疾患、投薬状況などについて書き込んでいく。

服薬情報

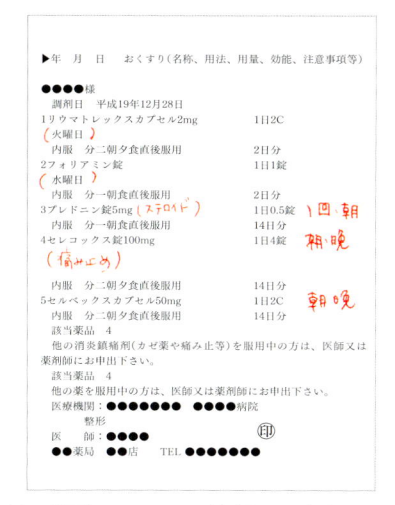

図1-38　服薬についての情報は、患者さんが持参されたデータをコピーして張りつけたり、薬剤名を教えていただいてメモをする。すぐに副作用の情報などを調べる習慣をつけたいものである。

1．喫煙の状況（有無、量、歴）

　喫煙は確定的な歯周病のリスクファクターですので、喫煙の有無だけでなく、喫煙者の場合は1日の喫煙量や喫煙歴について記入します。

2．全身疾患や投薬の状況

　患者さんの情報として、全身疾患の把握も重要です。歯周病年齢の患者さんは、全身疾患をお持ちの方が多く、高血圧、糖尿病、心臓病など、こちらが把握しておかなければならないものがいろいろあります。全身疾患により治療が制限されることもありますし、また全身疾患の影響が口腔内に現れることもあります。糖尿病のように創傷治癒に悪影響を及ぼす疾患や、シェーグレン症候群のように唾液の減少をともなう疾患、高血圧のように投薬により歯肉が増殖してくる疾患など、口腔は全身の一部ということを再確認する機会にもなります。

　投薬の把握はもっと重要かもしれません（図1-38）。投薬の状況から逆に病気の内容や重症度もわかりますし、投薬による口腔内への影響をあらかじめ予測してお

くことはとても大切なことです。ただし、病気や投薬はかなりプライベートなことですので、患者さんによっては知らせたくないと思っているような内容もあります。特にメンタルな問題を抱えておられる方や、それに対する投薬を受けておられる方には配慮が必要で、"重要な情報なので何が何でも教えてもらわないと困る"というようなアプローチをしてしまうと、かえって患者さんとの関係が悪化してしまいます。差し支えのない範囲で教えてもらい、もし言葉を濁すようなそぶりをされた場合は、あえて尋ねない方がいいでしょう。十分なコミュニケーションが取れるようになると、患者さん自ら教えてくださるようになるかもしれません。どちらにしても、メンタルな問題を抱えている可能性のある患者さんは唾液量に注意をした方が無難でしょう。

　全身疾患や投薬の情報収集について、最初は不思議に思われている患者さんでも、いったんこちらが把握するとそれがまたコミュニケーションを円滑にする材料にもなります。

3．根面デブライドメントの実施状況（縁下スケーリング）

いつどこの根面デブライドメントを行ったのかは歯科医師の書くカルテにも記載されていますが、そこから探し出すのは案外大変ですので、歯科衛生士カルテで管理しておいた方が把握しやすいでしょう。ここには歯周外科治療に関する情報も書いておくと、治療の流れもわかりやすいと思います。これは患者満足度に直接結びつくものではありませんが、治療内容を把握しておくうえで大変重要です。

4．患者さんのセルフケアグッズ（INSTRUMENT）

患者さんがどのようなセルフケアグッズを使っておられるかという情報は、当然担当歯科衛生士が知っておかなければなりません。患者さんにいちいち歯間ブラシのサイズをうかがうのは最低です。ブラシの種類を変えたり、サイズ変更したりした場合は、必ずその内容を記載します。それと同時に患者さんには、変更した内容を印刷してお渡しするようにすることも大切です。

5．口腔内写真の撮影日（PHOTO）

口腔内写真は、定期的に撮るものと、不定期に撮るものに分かれます。定期的に撮るものであれば、1年に1回などきちんと期間を決めておいた方がいいでしょう。口腔内写真撮影は患者さんにとって意外と苦痛なもので、どちらかというと歓迎されるものではありません。それでも1年に1回などと決めておけばすんなりと受け入れてもらうことができ、患者さんにも時間の経過を実感してもらえます。また定期的撮影が不定期にならないよう、こちらでしっかり管理しておくことは患者さんの安心感にもつながります。

不定期の撮影は、何か特別な変化があったときに行います。この場合は、良いこと・悪いことを含め、患者さんに同意してもらいやすいと思います。

6．知覚過敏の部位や程度（HYS）

小さなこととあなどるなかれ！　知覚過敏がどのような状況で、どこに生じやすいかをあらかじめ知っておくことは大変重要です。超音波スケーラーを使ったSRPなどで患者さんに1度知覚過敏を与えてしまったら、2度と同じ痛みを与えないように考慮するのがプロフェッショナルの仕事です。日常生活でも知覚過敏が起こっていないかということも、術前にチェックします。痛みのない治療を心がけることと、それが患者さんに伝わっていることは患者満足度UPに大きく貢献します。

7．エックス線写真の撮影日（X-RAY）

パノラマエックス線写真や16枚法のようなデンタルエックス線写真について、いつ撮影したかも記載しておきます。口腔内写真と同じように定期的に撮影したいところですが、案外忘れてしまうことが多いと思います。患者さんには、毎回のプロービングに加え、定期的な顎骨の検査も必要であることを伝えておきます。

8．その他の情報（MEMO）

「咬合調整の部位や日時」「ナイトガードの装着の有無」などは、歯科医師のカルテでチェックするのは大変ですので、歯科衛生士カルテにわかりやすく記載しておきます。その他に何か気づいたことがあれば、メモ代わりにどんどん書き込みます。患者さんのプライベートな情報はコミュニケーションをとるときの潤滑油の役割を果たしますので、時間の許す限りメモを取るようにしましょう。こういった情報がいっそう患者さんとの絆を強くしていってくれます。

まとめ

　アナログ式歯科衛生士カルテは、けっして患者さんに見せるものではありません。患者さんとのコミュニケーションのための"ネタ帳"のようなものです。デジタルデータに比べて華々しさには欠けますが大変役に立ちます。

　デジタル式歯科衛生士カルテも、経過を把握するうえでとても重要です。歯科衛生士は担当患者さんの歯科衛生士カルテを充実させるため、空いた時間を有効に使ってもらいたいと思います。なかなか時間が空かないという現実もあるでしょうが、これが患者満足度UPに大きく貢献することを1度体験するとやめられないはずです。

ポイント1　ひと目で患者さんのすべてがわかるアナログ式歯科衛生士カルテは、患者満足度UPの必須アイテムである

ポイント2　引継ぎや申し送りもしやすいよう、院内で統一したフォーマットにしておく

5 ペリオデータの特性と患者満足度

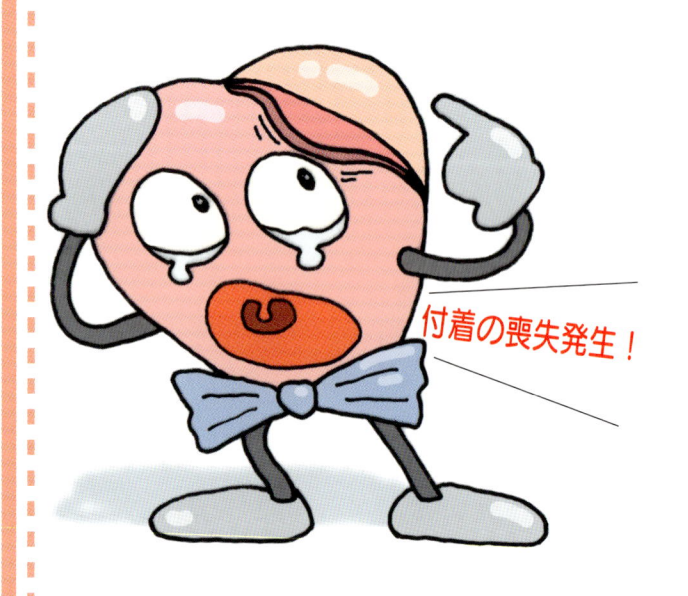

付着の喪失発生！

　データを生かそうとするときに、医療従事者として知っておいてもらいたいことがあります。それは、歯周病のデータにはどのような特徴があって、患者さんに説明していることのエビデンスがどれくらいあるのかということです。まずは乳がんの発症率を例に解説していきますが、少しオタッキーな話になります。おつきあいください。

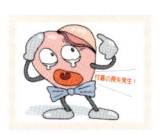

乳がんデータの特性

1．データを判断する指標──陽性的中率と陰性的中率

　日本人女性では40代でもっとも乳がんの発生率が高くなります。アメリカ人と比べるとかなり少ないものの、年々上昇してきているとのことです。その発生率は40代で10万人に100人、つまり0.1％です。2006年には11,274人の患者さんが乳がんでお亡くなりになりました（女性11,177名、男性97名）。

　ところで歯科衛生士のみなさんでしたらマンモグラフィーという乳がん検査をご存知でしょう。装置に乳房をはさんでエックス線写真撮影するものです。読影においては、エックス線写真を見てもわれわれすべての人が同じレベルで診断できないのと同じように、マンモグラフィーも読影する医師によって診断能力が異なります。そのために、マンモグラフィーでは読影の認定医制度を採用しています。たとえば認定医のB判定はどのような基準かといいますと、「感度が80％以上、特異度が80％以上」ということです（図1-39）。

　感度（sensitivity）が80％以上ということは、"乳がんが存在するときにマンモグラフィーで80％以上正しく発

マンモグラフィー読影評価基準

A判定
感度90％　特異度92％

B判定
感度80％　特異度80％

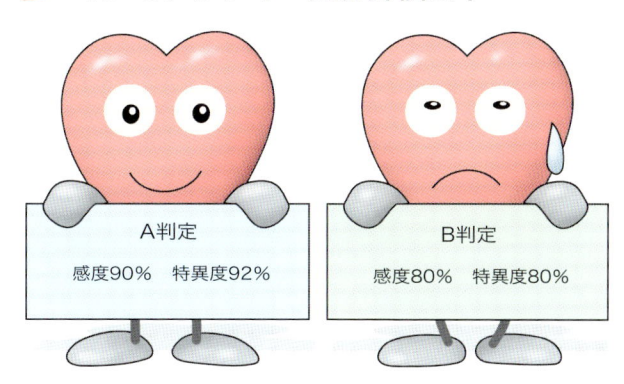

図1-39　NPO法人マンモグラフィ検診精度管理中央委員会による読影医の判定基準で、AからDまである。日本産婦人科学会では、B判定以上の能力が望ましいとされている。

検査結果と疾患の存在の有無に関する四分表

表1-1　感度＝$\frac{a}{a+c}$、特異度＝$\frac{d}{b+d}$、陽性的中率＝$\frac{a}{a+b}$、陰性的中率＝$\frac{d}{c+d}$で計算できる

	疾患存在	疾患不在
検査陽性	a	b
検査陰性	c	d

見できる"ということです。特異度（specificity）が80％以上ということは、"乳がんが存在しないときに80％以上異常なしと診断できる"ということです。一般的に感度とは、疾患が存在するときに正しく陽性と診断できることであり、特異度とは疾患が存在しないときに正しく陰性と診断できることで、どちらも検査の特性を表す基準です（**表1-1**）。

どの医師に診てもらうかを考えるときには、この感度と特異度は大切になるでしょうが、検査を受けたときの結果を判断するときには別の指標が重要になります。それが「陽性的中率（positive predictive value、PPV）」と「陰性的中率（negative predictive value、NPV）」です（**表1-1**）。陽性的中率は"検査で陽性と診断されたときに本当に疾患が存在する確率"で、陰性的中率は"検査で陰性と診断されたときに本当に疾患が存在しない確率"です。われわれは検査結果が出たらすべてそれが正しいと思ってしまいますが、陽性的中率100％、陰性的中率100％の検査なんて存在しません。

2．検査結果の的中率

それでは、乳がんの発生率を0.1％として、B判定（感度80％、特異度80％とします）の読影医がマンモグラフィーを診断したときに、どれくらいの陽性的中率、陰性的中率になるのかを計算してみましょう。**次ページ表1-2-a**を見てください。

表の縦に異常（＋）、異常（－）とあるのは、読影医がマンモグラフィーを診て異常あり、異常なしと診断したということを表します。表の横に乳がん（＋）、乳がん（－）とあるのは本当に乳がんが存在すること、本当に乳がんが存在しないことを表しています。a～iにはこれから数字を入れながら解説していきます。

まず計算しやすいように1万人の検診者を想定しましょう（**表1-2-b**）。つまりiには10,000という数字が入ります。そして乳がんの発生率を0.1％としましたので、

マンモグラフィーの結果に関する四分表

表1-2-a　乳がん検査におけるマンモグラフィーの結果に関する四分表

	乳がん（＋）	乳がん（－）	合計
異常（＋）	a	b	c
異常（－）	d	e	f
合計	g	h	i

表1-2-b　40歳日本人女性をマンモグラフィーB判定の読影医が診断した場合

	乳がん（＋）	乳がん（－）	合計
異常（＋）	8	1,998	2,006
異常（－）	2	7,992	7,994
合計	10	9,990	10,000

上記表より、陽性的中率と陰性的中率は、このようになる

$$陽性的中率 = \frac{a}{a+b} = \frac{a}{c} = \frac{8}{2,006} = 0.4\%$$

$$陰性的中率 = \frac{e}{d+e} = \frac{e}{f} = \frac{7,992}{7,994} = 99.9\%$$

　この10,000人の検診を受けた人のうち10人は本当に乳がんにかかっていて、残りの9,990人は乳がんにはかかっていないということになります。そこでgには10、hには9,990という数字が入ります。さて、ここでB判定の読影医の腕の見せ所です。10人の乳がんにかかっている検診者をこの読影医がマンモグラフィーで診断すると、感度が80％ということですから、10人のうち8人を正しく異常ありと診断できることになり、2人は異常なしと誤診断してしまうことになります。つまりaには8、dには2が入ります。乳がんではない検診者9,990人をこの読影医が診断すると特異度が80％ということですから9,990人のうちの80％、7,992人を正しく異常なしと診断し、残りの1,998人は異常ありと間違って診断してしまうことになります。そこでbには1,998、eには7,992が入ります。そしてc＝a＋b＝8＋1,998＝2,006となり、f＝d＋e＝2＋7,992＝7,994となり表のすべてが埋まりました。

　さて陽性的中率はこの表ではどうなるでしょう？　検査で異常ありと出たときに本当に乳がんが存在する確率ですから、a／a＋b＝a／cということになります。これを計算すると8／2,006＝0.4％となります。また陰性的中率は検査で異常なしと出たときに本当に乳がんが存在しない確率ですから、e／d＋e＝e／f＝7,992／7,994＝99.9％となります。

　これは大変驚きの結果ではないでしょうか？　われわれが絶対的だと思っていた検査結果が異常ありと出ていても、0.4％しか正しくないのです。だからこそさらなる精密検査を受けることになるわけです。逆に異常なしと出た場合は安心してください。99.9％正しいわけですから。

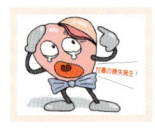

歯周病の発生率

　検査というのは、調べようと思っている疾患の発生率（あるいは有病率）と検査の感度、特異度によって陽性的

1年間で3mm以上の付着喪失が起こる確率

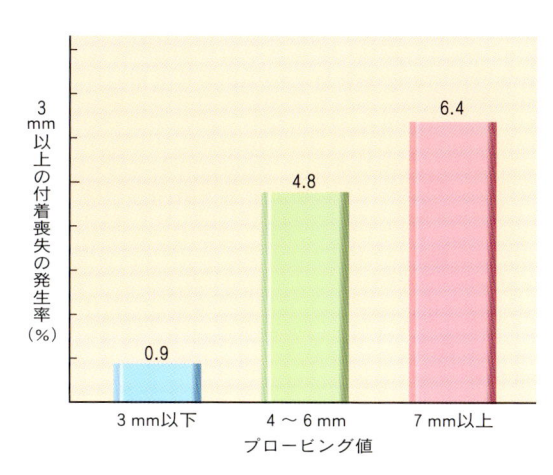

図1-40 1年という限られた期間ではあるが、プロービング値が大きいほど付着の喪失が起こる確率が高いことがわかる。ただ付着喪失の発生率はそれほど高くない(参考文献3より引用)。

中率、陰性的中率が変わってくることを、表を作っていて感じられたと思います。案外見落としがちなのが発生率です。これが小さいと、どんどん陽性的中率が下がってしまいます。つまり、稀な疾患では発見するのが難しいということです。

これを歯周病に置き換えて考えてみましょう。歯周病の検査では、プロービングにしてもBOPにしてもエックス線写真検査にしても、どこの歯肉溝が悪いか、あるいは悪化するリスクが高いかを調べます。患者さん全体のうちの何％が歯周病になっているかという有病率を調べたいわけではありません。プロービング値が大きいときやBOPが続いているとき、あるいはエックス線写真で歯槽硬線が喪失しているようなときには、これからその部位の付着の喪失が起こる可能性が高いだろうと考えて検査をしているのです。ですから乳がんの発生率は歯周病の場合、付着の喪失の発生率と置き換えましょう。

この付着の喪失の発生率は条件によってかなり変わります。乳がんでも女性と男性で違いますし、年齢によっても、また国によっても大きく異なります。ですから前述の計算では40代の日本人女性というふうに条件を絞ったわけです。歯周病での付着喪失の発生率にしても定義があいまいです。何年間で何mmの付着が失われたときに陽性とするのかによってデータが変わってしまいます。たとえば付着喪失の発生率をみたあるデータで、「1年間で3mmの付着を失った場合」に陽性とした研究において、ベースライン時にプロービング値3mm以下のポケットでは0.9％、4〜6mmのポケットで4.8％、7mm以上のポケットで6.04％が陽性であったという結果があります(図1-40)[3]。しかしどのグループにしても付着喪失の発生率は小さいと考えていいでしょう。

この小さい発生率がどのような条件で変化するのかを知っておくことは臨床をするうえで大切です。これは悪化しやすい条件をとらえて患者さんに還元できますので、患者満足度UPにも関係します。患者さんはどこが悪くなりやすいかということを事前に教えてもらう方が心の準備もできます。そのときどのような症状が出やすいかということも併せて伝えておくと、もし悪化したとしても、担当歯科衛生士が話していたとおりのことが起こったということで信頼関係は逆に深まることもあるからです。

まず人種をみると、黒人の方が白人より発生率は高く、性別でみると男性の方が女性よりも発生率が高くなっています。また社会経済的な面からみると低収入の人の方が高収入の人よりも発生率が高いといわれていま

付着喪失の発生率①

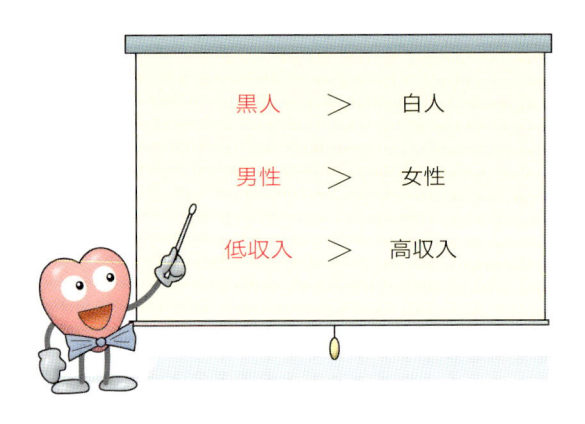

図1-41-a　グローバルに見た場合、人種差、民族差、男女差、社会経済環境による差などがあることが疫学データとして発表されている。

付着喪失の発生率②

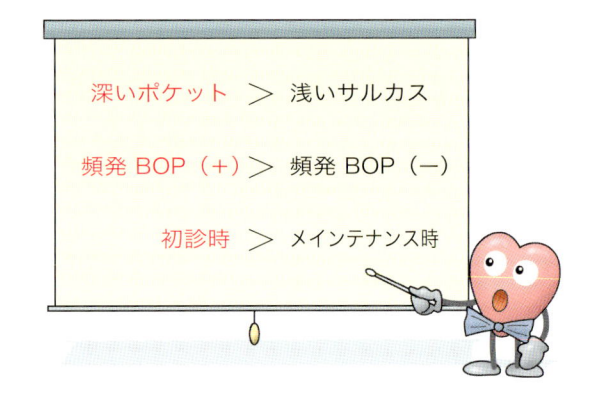

図1-41-b　同じ患者さんでも治療の時期、部位によって付着の喪失リスクが異なる。

す[5]（図1-41-a）。

歯肉溝では、深いポケットの方が浅いサルカスよりも発生率は高いですし、BOP陽性が頻発する方が、BOP陰性よりも高くなります[6]。つまりプロービング値が高かったり、出血が続くところは危ないということです。また同じ患者さんでも未治療の初診時の方が、メインテナンスに入ったときよりも発生率は高いです（図1-41-b）。

このように付着の喪失が起こる確率（発生率）は、母集団、患者さん、部位、治療の時期によって違うわけです。

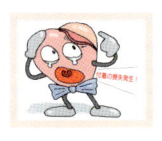

歯周病データの特性

歯周病における付着喪失の発生率を理解したところで、歯周病検査の陽性的中率、陰性的中率がどうなのかを調べてみましょう。過去の文献を検索してみると案外そのような主旨で行われた研究が少ないので、必ずしもコンセンサスが得られていないところもありますが、私なりにまとめてみました（表1-3）。

一言でいうと、歯周病の検査では陽性的中率が低くて、陰性的中率が高いということです（図1-42）。これには発生率が低いことも大きく影響していますが、それぞれの検査の感度が低く、特異度が高いということも関係しています。プロービング値が大きい、プロービング時に出血する、またエックス線写真で歯槽硬線が見えないからといって付着の喪失が起こるというのは当たらない可能性が高いのです。逆にプロービング値が小さい、出血しない、歯槽硬線がよく見えるから悪くなりにくい、つまり安定していると患者さんにいうのはだいたい正しいわけです。

患者さんにデータを提供し、それを患者満足度UPに結びつける話をしてきましたが、データ自体にそのような特性があるということを知っておくことはエビデンスをともなったデータ説明をするうえで大切なことです。陽性的中率の低い歯周検査でも、複数のデータを考慮していくと確率が上がっていきます。メインテナンス患者さんのどこの歯のどこのポケットのリスクが高いのかを考え、それを要注意部位あるいはケアのポイントとして患者さんと一緒にメインテナンスしていく姿勢はきっと患者満足度UPにつながります。もちろん陰性的中率は高いわけですから、良好な部位の安定度が高いことを賞賛の拍手とともに患者さんに伝えることを忘れてはなりません。

歯周病の各検査における陽性的中率と陰性的中率

表1-3 各検査項目において、付着の喪失が本当に発生する確率（陽性的中率）と、本当に発生しない確率（陰性的中率）

研究	検査項目	期間（年）	検査人数（検査部位数）	付着喪失の判定基準(mm)	陽性的中率（％）		陰性的中率（％）
Lang NP, Joss A, Orsanic T, Gusberti FA, Siegrist BE.(1986)[2]	BOP	4	55（1,054ヵ所）	2	2/4 visits*	0.1	0.98
					3/4 visits*	0.18	0.96
					4/4 visits*	0.3	0.95
Haffajee AD, Socransky SS, Goodson JM.(1983)[7]	歯肉の発赤	1	22（3,414ヵ所）	2.5	0.02		0.98
Haffajee AD, Socransky SS, Goodson JM.(1983)[7]	プロービング値（4〜6mm）	1	22（3,414ヵ所）	2.5	0.03		0.98
Badersten A, Nilveus R, Egelberg J.(1985)[8]	排膿	2	49（1,960ヵ所）	1.5	0.17		0.98
Lamster IB, Oshrain RL, Harper DS, Celenti RS, Hovliaras CA, Gordon JM.(1988)[9]	β-グルクロニダーゼ	6ヵ月	36	2	0.73		0.96
Halazonetis TD, Haffajee AD, Socransky SS.(1989)[10]	プロービング値（4〜6mm）	1	22（3,630ヵ所）	1.75	0.08		0.96
Kaldahl WB, Kalkwarf KL, Patil KD, Molvar MP.(1990)[11]	縁上プラーク	2	75（9,253ヵ所）	2	0.17		0.86
Rams TE, Listgarten MA, Slots J.(1994)[12]	歯槽硬線	3	51（1,801ヵ所）	2	0.03		0.98

*「2/4 visits」とは、4回の来院検査中、2回検査項目が陽性（BOP(+)）という意味。ここで示す陽性的中率・陰性的中率は、そのBOP(+)の部位が付着の喪失を起こす・あるいは起こさない的中率ということ。

歯周病検査の特徴

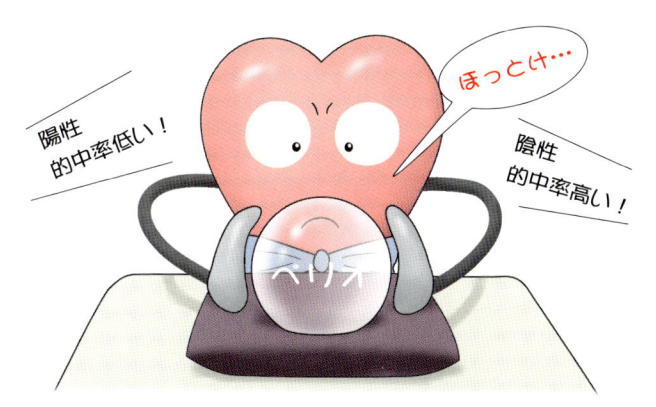

図1-42 歯周病における付着喪失の発生率は低く、検査は低感度、高特異度である。そのため陽性的中率は低くなり、陰性的中率は高くなる。

まとめ

マンモグラフィーを題材に検査結果とそれが的中する、あるいは的中しない確率について考えてみました。われわれが絶対的と思っている検査結果も、案外確率の世界にあって、しかもわれわれのイメージとは多少ずれがあることがおわかりいただけたかと思います。歯周組織検査も同じような側面を持っていることを医療従事者として留意しておくべきでしょう。

ポイント1 歯周病における付着の喪失は案外稀なイベントであり、歯周組織検査の感度は低く、特異度は高い

ポイント2 その結果、歯周組織検査では、陽性的中率が低く、陰性的中率が高い傾向がある

謝辞：乳がんのデータは福岡歯科大学の内藤　徹先生からいただきました。この場を借りてお礼申し上げます。

参考文献

1. Cobb CM. Non-surgical pocket therapy: mechanical. Ann Periodontol 1996; 1(1): 443-490.
2. Lang NP, Joss A, Orsanic T, Gusberti FA, Siegrist BE. Bleeding on probing. A predictor for the progression of periodontal disease?. J Clin Periodontol 1986; 13(6): 590-596.
3. Haffajee AD, Socransky SS, Lindhe J, Kent RL, Okamoto H, Yoneyama T. Clinical risk indicators for periodontal attachment loss. J Clin Periodontol 1991; 18(2): 117-125.
4. Joss A, Adler R, Lang NP. Bleeding on probing. A parameter for monitoring periodontal conditions in clinical practice. J Clin Periodontol 1994; 21(6): 402-408.
5. Albandar JM. Global risk factors and risk indicators for periodontal diseases. Periodontol 2000 2002; 29: 177-206.
6. Armitage GC. Diagnosing periodontal diseases and monitoring the response to periodontal therapy. In:American academy of periodontology(編). Perspectives on oral antimicrobial therapeutics. Littleton:PSG Pub, 1987; 47.
7. Haffajee AD, Socransky SS, Goodson JM. Clinical parameters as predictors of destructive periodontal disease activity. J Clin Periodontol 1983; 10(3): 257-265.
8. Badersten A, Nilveus R, Egelberg J. Effect of nonsurgical periodontal therapy. VII. Bleeding, suppuration and probing depth in sites with probing attachment loss. J Clin Periodontol 1985; 12(6): 432-440.
9. Lamster IB, Oshrain RL, Harper DS, Celenti RS, Hovliaras CA, Gordon JM. Enzyme activity in crevicular fluid for detection and prediction of clinical attachment loss in patients with chronic adult periodontitis. Six month results. J Periodontol 1988; 59(8): 516-523.
10. Halazonetis TD, Haffajee AD, Socransky SS. Relationship of clinical parameters to attachment loss in subsets of subjects with destructive periodontal diseases. J Clin Periodontol 1989; 16(9): 563-568.
11. Kaldahl WB, Kalkwarf KL, Patil KD, Molvar MP. Relationship of gingival bleeding, gingival suppuration, and supragingival plaque to attachment loss. J Periodontol 1990; 61(6): 347-351.
12. Rams TE, Listgarten MA, Slots J. Utility of radiographic crestal lamina dura for predicting periodontitis disease-activity. J Clin Periodontol 1994; 21(9): 571-576.

Dr. Hiro's EYE ESSAY3

エンドポイント

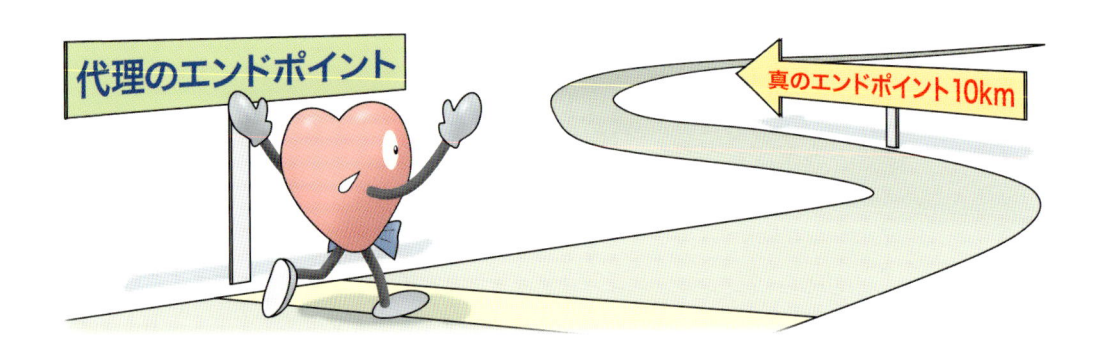

　私の母親は何十年来の糖尿病歴があり、今では服薬だけでなく、食前にインスリン注射をしています。そんな母は、いつも血糖値やHbA1cを気にしています。気にしているのをとおり越して、定期健診から帰ってくるたびに一喜一憂状態です。特に糖尿病の通知簿のようなHbA1cには敏感です。なぜならHbA1cが低いと網膜症や腎臓病のような合併症のリスクが低くなり、ひいては丈夫で長生きできる……はずだからです。

　本来の目的、つまり丈夫で長生きというゴールは、「真のエンドポイント」(true endpoint)といわれます。それに対してHbA1cのような数値が低いことは、それ自体が本来の目的ではないものの、本来の目的を達成するための「代理のエンドポイント」(surrogate endpoint)と考えられます。医学の世界では（歯学も含めて）この代理のエンドポイントが横行しています。

　高コレステロール値→動脈硬化→心筋梗塞→死亡というシナリオがあるため、コレステロール値に客観的健康と病気の線引きをして、それより高ければ投薬するというスタンスです。これには医者と製薬会社の深〜〜い関係も見え隠れするような気がします。服薬でコレステロール値が下がっても、それは薬が効いてる証拠ということで、ずっと投薬が続くのを見ていると余計感じてしまうのは私だけでしょうか？

　歯周病の世界ではどうかのぞいてみましょう。仮においしく食事ができて、会話にも支障がないということを真のエンドポイントとすれば、プロービング値やBOP、悪玉菌の数というのは、かなりかけ離れた代理のエンドポイントということになります。ここには悪玉菌の増加→BOP(+)→プロービング値上昇→付着の喪失→骨の喪失→歯の動揺の増加→歯の喪失→咀嚼障害というシナリオがあるわけです。しかしながらプロービング値やBOPなどといったような代理のエンドポイントは、短期で変動しやすく、悪化したからといって真のエンドポイントを脅かすとは限りません。本文でも解説しましたように、代理のエンドポイントは陽性的中率が低く、陰性的中率が高いからです。これはデータが陽性であっても悪くなるとは限らず、陰性であれば悪くなりにくいということを意味します。陰性であれば真のエンドポイント達成の可能性が高くなるわけですから、動的治療でデータを陰性化することは意義があるでしょう。また陽性であっても数年くらいの短期のデータでは的中しなくても、何十年という長期になると的中する可能性が上がることもわかっていますので、やはりデータの陰性化は意義があると思われます。ただしこれは、われわれの持っている客観的健康というものさしで判断しているにすぎません。代理のエンドポイントであってもデータの提供の仕方や共有の仕方によって患者さんには満足感が生まれますが、それはあくまで代理なのであって、患者さんの主観的健康を考えたうえで長いおつきあいをさせていただき、結果的に真のエンドポイントを実現できるよう心がけたいものです。

Dr. Hiro's EYE ESSAY4

EBM という虚像

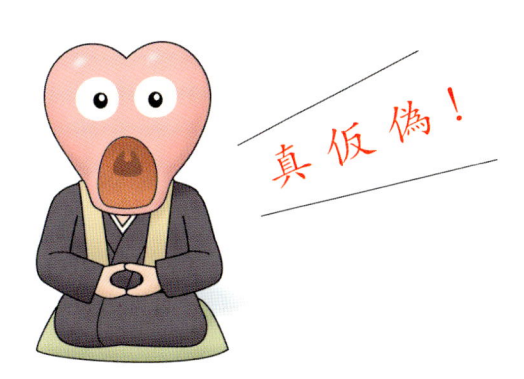

真仮偽！

　EBM は流行をとおり越して常識の領域に入ったかもしれません。インターネットの普及で無数にある文献から検索できるようになったり、個々の文献を閲覧できるようになったことが、大きな後押しになったのでしょう。かくいう私も PubMed Lover の 1 人です（PubMed とは医学文献情報を収集したオンラインデータベース）。ただし私の場合は、診療などでの疑問を解決したりするために調べるのではなく、外から見るとまったく個人的な趣味のようなものですが……。

　さて、EBM をとおして、統計学的処理に基づいた治療の効果やリスクなどのデータを知ることができるようになってきました。これで白黒はっきりできそうです。が……実際はそういうわけではありません。たとえばキュレットと超音波スケーラーのどちらが有効か、ということを考えてみましょう。

　根分岐部の部位に関しては超音波スケーラーが優勢という文献が多くみつかりますが、それ以外の部位に関してはキュレットの方が優勢であったり、超音波スケーラーが優勢であったりして結果はまちまちです。そこで条件を統一しようということになります。使用する道具（キュレットや超音波スケーラーの種類、チップの種類など）、使用条件（側方圧、研磨状態、ストローク数など）、使用部位（前歯か臼歯か、平滑面か隣接面など）、実験対象（歯周病の進行程度、喫煙や糖尿病の有無、年齢、性別など）、評価方法（電子顕微鏡写真、プロービング値や付着レベルの改善、歯周病菌の減少な

ど）など、いろいろな条件が考えられますね。新しく実験をする場合は別ですが、既存の論文の条件をきれいに揃えるのは大変です。たとえキュレットと超音波スケーラーの比較の論文がたくさんあっても（実際たくさんあります！）、条件を揃えられない論文を排除していくと、かなり限られた数になってしまいます。それらを統計学的に処理してまとめられたシステマティックレビュー（systematic review）は相当大変な作業であるにもかかわらず、結果を見るとがっかり。プロービング値の減少量や付着の獲得量で 1mm にも満たないような差しか出てこないことが多いのです。またランダム化比較試験というバイアスの入りにくい実験方法もあるのですが、これも条件設定によってキュレットに有意な結果が出たり、超音波スケーラーに有意な結果が出たりします。

　このように EBM は白黒をはっきりさせてくれるとは限らないのです。案外グレーゾーンが広がるような気にさえなってしまいますが、グレーであることをはっきり言ってくれるという意味では有効です。真偽をはっきり示してくれるわけではなく、間のグレーゾーンも含めた真仮偽という親鸞の心境かもしれません。よく「これに関してはエビデンスがありません」とコメントすることがありますが、ちゃんと評価されていることであれば、有効か無効かという白黒は出ないということを意味していることが多いようです。つまり「エビデンスがないというエビデンスがある」というところでしょうか？

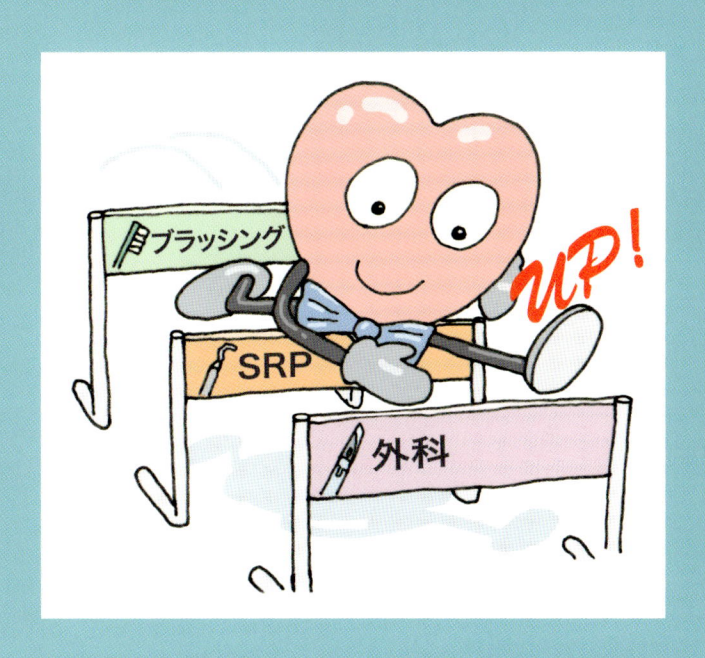

Part 2

患者満足度の高い
歯周動的治療

1 患者満足度の高い歯周基本治療
——プロフェッショナルケア編

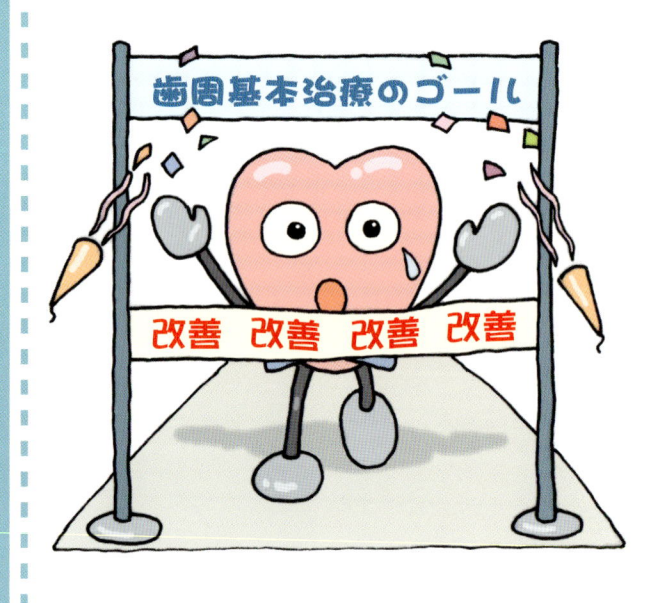

Part 2 からは治療の流れに沿って、患者満足度を上げるにはどのような点に留意すべきかをまとめていきます。まずはモチベーションの上がりやすい歯周動的治療について、基本治療と歯周外科治療に分けて解説します。

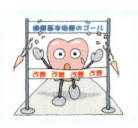

歯周基本治療が目指すもの

患者さんを導くわれわれが目標を失わないように、ゴールの設定をしておきましょう。もちろん患者さんによって個々にその設定は変わりますが、歯周基本治療では歯周病の原因を排除して炎症を減少させます。そして"改善"という目標に向かって患者さんと二人三脚で取り組んでいきます。患者満足度を上げるためにはこの"改善"を実感してもらうということがポイントになります(**図2-1**)。改善の実感は達成感や満足感となり、Part 1 第1項(10ページ)にまとめたように、良い記憶がインプットできます。このインプットが強ければ強いほど、メインテナンスでの成功率が上がります。ここでは特にプロフェッショナルケアに注目して、そのポイントをまとめていきましょう。

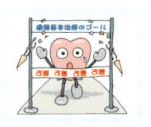

初回時検査のポイント

患者さんが医院にお見えになって最初の検査です。場合によっては初診時に行うこともあるかもしれません。

Part 2　患者満足度の高い歯周動的治療

歯周治療における正のスパイラル

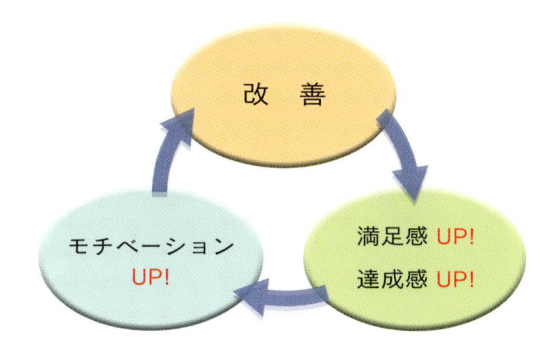

図2-1　改善を実感すればするほど満足感や達成感が高まり、それがさらなるモチベーションUPにつながる。

パノラマエックス線写真

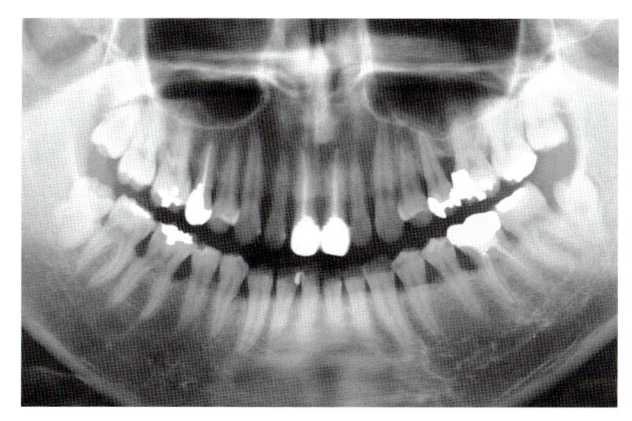

図2-2　患者さんの理解が得られれば、先にエックス線写真を撮っておく。プロービングの前にパノラマエックス線写真のような大まかなエックス線写真があれば、要注意部位を事前に把握できる。

事前の説明

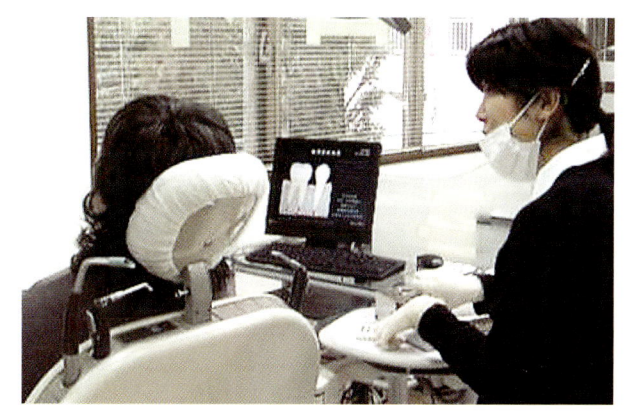

図2-3　初回時検査の前に、どんな器具を使いどのように検査するのか、それにより何がわかるのかなどを説明する。また、炎症が強い部位は痛みをともなうことがあるので、そのような場合は我慢しないで教えてもらうよう伝える。

コミュニケーションが取れていないこの段階では、特に気をつけて検査をしたいものです。

1．できればエックス線写真撮影を先にする

いきなりエックス線写真撮影をすることは患者さんに不信感を抱かれる場合もありますので注意が必要ですが、プロービング前にエックス線写真がある方がプロービングエラーを減らすことができます（図2-2）。骨吸収部位を確認して、深いポケットの見過ごしがないようにしましょう。また私の医院のようにアナログのエックス線写真撮影の場合は現像に時間がかかりますので、その間に口腔内写真を撮影しておくという方法もあります。

2．術前の説明をしっかり行う

プロービングを受けられたことのない患者さんは、いまだに多いのが現状です。これだけ歯周組織検査が保険請求されているのに不思議な話です。そこでまずは患者さんに今まで歯周組織検査を受けたことがあるかどうかを確認し、これからどのような検査をするのかを説明しましょう（図2-3）。

▶ **アンダープロービング？**

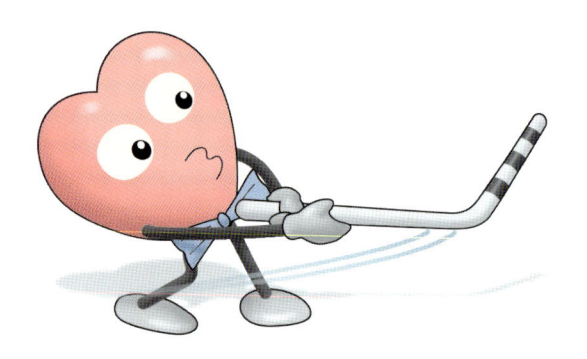

図2-4　歯石の沈着が多い場合や不適合補綴物がある場合は、必然的にアンダープロービングになる。また炎症の強いところはあえてアンダープロービングを行い、痛みを誘発しない配慮も患者満足度 UP には必要である。ただし、アンダープロービングをしていることを患者さんに理解しておいてもらうことを忘れずに！

▶ **スピーディー、正確に**

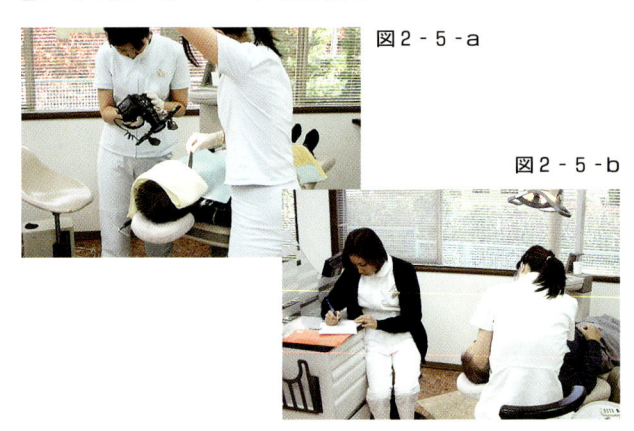

図2-5　口腔内写真撮影（図2-5-a）でも、プロービング（図2-5-b）でも、できれば2人1組で、ミスを最小限に抑えながらすばやく行うことが大切である。

　プローブを見せ、それを歯肉溝に挿入して深さをmm 単位で測定していくことを説明します。場合によってはイラストなどを使うと理解しやすいでしょう。もしアシスタントがついてデータの記録をしてもらえるのでしたら、術者の読み上げるプロービング値が大きいところが良くないところだとあらかじめ伝えておけば、患者さんにも興味を持って検査を受けてもらえます。
　初診時は炎症が強いことが多く、プロービングによって痛みが生じやすいこと、そして痛いときには我慢しないで教えてくれるよう伝えます。説明をしないで痛みを与えてしまうことが、最悪のコミュニケーションの原因になることを心得ましょう。

3．炎症の強い部位は要注意

　外見上明らかに炎症が強い場合や、エックス線写真でかなり深いポケットが予想されるような場合は、プロービングで痛みを与える可能性が高いはずです。そのような場合は、プロービング圧を控えめにしてでも患者さんに痛みを与えない方がメリットが大きいと思います。つまりわざとアンダープロービング（under-probing）するわけです（図2-4）。ただしこの場合、「炎症が強くて本当はもっと数値が高いはずだが、痛みが出るのでアンダーに測定した」ということを伝えておかなければなりません。そうでなければ、再評価で数値が上がったときに言いわけができないからです。炎症が軽減すれば通常のプロービングができるようになりますので、再評価時にはかえって深くまでプローブが入ることもあります。また、"痛みをコントロールしている"という配慮が患者さんに伝わることも大切です。ただでさえ初診時で不安だらけの患者さんへの思いやりと映るはずです。

4．歯石の付着が多いところも要注意

　歯石の付着が多い部位はプローブが入らないわけですから、物理的にアンダープロービングになります。再評価時には数値が上がってしまう可能性が高いので、簡単に説明を加えておく必要があります。またマージンが不適合な補綴物が入っているところも、同様の傾向があります。

再評価検査のポイント

- 改善したことを検査中から実感してもらう
- 検査後の大まかな説明でまず褒める
- 初回時のデータと比較する
- 改善したデータを一緒に喜ぶ
- 残った問題は次の課題にする

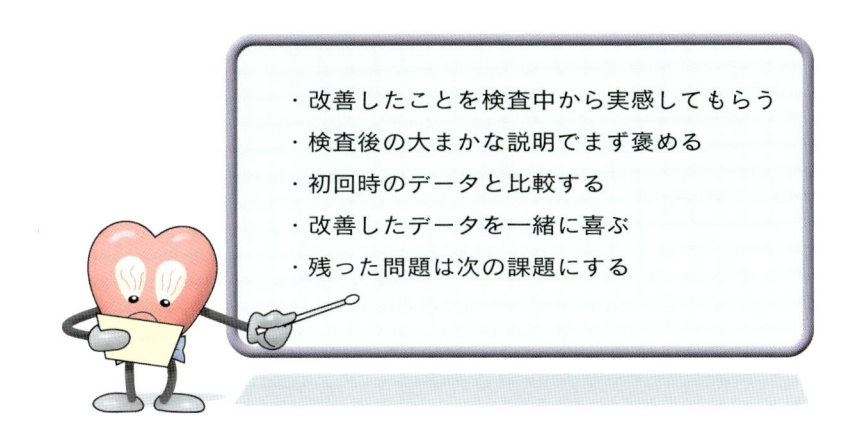

図2-6 患者満足度を高めるために、再評価検査時はこれらのポイントをおさえて行うと効果的。

5．スピーディー、正確に

口腔内写真撮影にしてもプロービングにしても、すばやく行うことが必要です（図2-5）。読者の方も一度自分が患者役をされればわかると思いますが、検査は案外苦痛です。データを集めることが目的ではなく、データそのものが目的なわけですから、検査は痛みを与えないよう、スピーディー、正確に行いましょう。そのためのスキルを上げることは患者満足度に直結します。

6．術中・術後の声かけを忘れずに

口腔内写真撮影では、「ほっぺたを引っ張ります」や「ミラーを入れます」など声をかけ、あと何枚の撮影で終わるのかを告げながら行いましょう。開口器やミラーはとてもつらいものです。特に口の小さい患者さん、口腔内が乾燥気味の患者さん、口内炎や口角炎のある患者さんでは、場合によっては全顎の撮影をあきらめて、前方面観だけにしておくなどの配慮が必要なことがあります。

プロービングのときにも痛みがないかどうか声をかけ、患者さんの表情の変化、腕や指の動きなどを感じながら行います。そしてプロービングが終了した時点で、大丈夫だったかどうか、もし痛みを感じて我慢していた部位があればそれがどこだったのかを聞きます。我慢していた部位は、次のプロービングのときの要注意部位として「DHカルテ」に記載しておきましょう。

7．検査後すぐに大まかな説明をする

データの入力が終わらないとデータ提示できないのですが、その前に大まかに説明をしましょう。患者さんはすぐに結果を知りたいものです。詳しい説明は入力後にしますが、良いのか悪いのか、悪いとすればどこが悪いのかといった大まかな説明はしておきます。そして入力が終了するまでの時間を使って、患者さんからいろいろな情報をうかがうようにしましょう。アンケート用紙に記入してきてもらっている患者さんであれば、その確認をしてもいいでしょう。

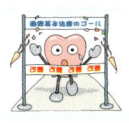

再評価検査のポイント

再評価は2回めの検査ですから、どのようなことをするのかは患者さんはよくご存知のはずです。検査中のポイントは初回時と変わりませんが、ここではさらにいくつか大切なポイントがあります（図2-6）。

データの比較

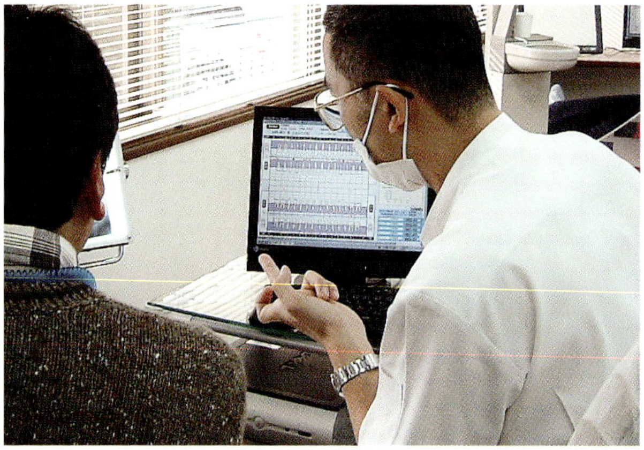

図2-7 前回のデータをモニターに呼び出して再評価のデータと比較をする。これによって、改善の実感とさらなる課題の提示ができる。

1. 改善したことを検査中から実感してもらう

術者が読み上げる数値も小さくなっていることを、患者さんは聞きながらおわかりのはずです。また炎症が軽減していますので、初回時には痛みを感じたところでも痛みをあまり感じることなく検査できているはずです。もうすでに改善の予感が漂っていることを患者さんに体験してもらいましょう。

2. 検査後の大まかな説明でまず褒める

アナログの書き込み用紙を見れば改善が一目瞭然のはずです。まずは良くなったことを患者さんに告げてください。そして、"データ入力がすべて終わるのが楽しみ"という状態を作りましょう。待っている間に、残石がみつかったところの再SRPやブラッシングが不適切な部位の再確認などをしてもいいでしょう。

3. 初回時のデータと比較する

初回時のデータをモニターに映しながら、今回のデータを見てもらいましょう（図2-7）。両方をモニターに映してもいいでしょうし、初回時はモニターに映し、再評価時のデータは印刷したものを見てもらうのもいいでしょう。色の変化や数値の減少、グラフ上での改善など

いろいろなデータ提示で改善を見てもらいます。

4. 改善したデータを一緒に喜ぶ

ブラッシングをがんばり、つらいSRPに耐えた患者さんと、SRPをがんばった担当歯科衛生士の2人の成果が改善となったわけですから一緒に喜びましょう。歯科衛生士は「患者さんの努力のおかげ」と褒め、患者さんからも「歯科衛生士さんの努力のおかげ」と褒めてもらえれば、これ以上の幸せはありません。

5. 残った問題は次の課題にする

問題がすべてクリアーされれば理想的ですが、どこかに深いポケットが残っていたり、逆に数値が上がったところがみつかることがあります。残った問題は再SRPや歯周外科処置、あるいはメインテナンスで管理となるでしょうが、どのようなコースになるかは歯科医師と相談して決めることになります。また数値が上がったところは、炎症が強いため初回時ではアンダーめに測定した部位であったり、歯石の沈着で正しく測定ができなかった部位でしょうからその旨を説明し、この数値が本来の数値であることを伝えます。けっして"悪くなった"というイメージを持たれないよう配慮する必要があります。

Part 2 患者満足度の高い歯周動的治療

根面デブライドメントのポイント

- スキルを磨く
- 麻酔をしない場合、痛みのない範囲内で行う
- 表面麻酔を使う
- 浸潤麻酔下のSRPは"覚悟"して行う

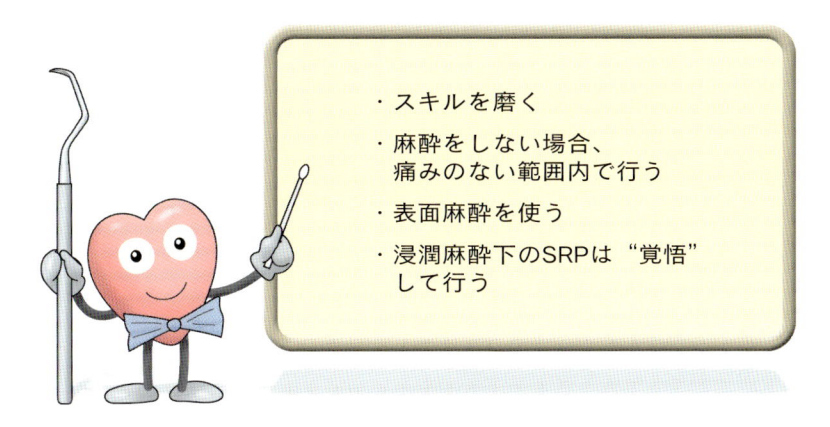

図2-8 アンダーデブライドメントにならず、かつ痛みを与えないために、根面デブライドメントではこれらのポイントが大切である。

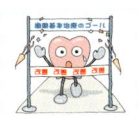

根面デブライドメントのポイント

それではみなさんが行う根面デブライドメントでは、どのようなことに気をつければよいでしょうか？ それは歯周基本治療のゴールを思い出してもらえれば理解できるはずです。改善を目指すわけですから、しっかりとSRPをしなければなりません。つまりアンダーデブライドメントにならないように注意することになります。そのためには歯石の探知能力を上げるとともに、SRPのスキルを上げておかなければなりません。

しっかりSRPしようと思うと痛みを与えてしまうことがあります。痛みは患者満足度DOWNの原因になりますので、極力避けたいところです。痛みを与えずに、しっかりSRPを行うためのポイントをまとめておきましょう（図2-8）。

1．スキルを磨く

器具の選択や操作が間違っていることがアンダーデブライドメントの原因であれば、プロフェッショナルとして恥ずかしいことです。自己研鑽により克服しましょう。

2．麻酔をしない場合、痛みのない範囲内で行う

スキルには問題がないものの、ポケットが深く炎症が強い場合や、患者さんが痛みに対して敏感な場合では限界があります。麻酔をしてもらいたいところですが、もし麻酔をしないのであれば、痛みのない範囲で残石覚悟でSRPします。麻酔をしない理由もいくつか考えられます。患者さんが拒否される場合や、歯周外科処置を予定しているために麻酔の回数を極力減らそうという場合もあります。

3．表面麻酔を使う

ゲル状の表面麻酔をシリンジに入れ、それをポケット内に填入する方法があります。根面の知覚過敏や超音波スケーリングの振動が苦手な患者さんでは効果はありませんが、歯肉に痛みを感じやすい患者さんでは有効なことがあります。

4．浸潤麻酔下のSRPは"覚悟"して行う

「痛みを感じる→麻酔をする」というわけではありません。麻酔をしてSRPをする場合は、担当歯科衛生士には"覚悟"が必要です。患者さんは何度も麻酔をしたいとは思いませんので、麻酔下のSRPがもしかしたら最終

処置になるかもしれないと腹をくくって取組みましょう。麻酔をしてSRPをし、再評価後に問題が残っているからまた麻酔下で歯周外科処置をするということは拒否される場合があります。「この後の外科処置はないかもしれない」という危機感をもってSRPをすることが、我慢して麻酔を受け入れてくださった患者さんへの配慮だと思います。

まとめ

改善を実感しやすい歯周基本治療は、患者満足度UPの絶好のチャンスです。患者さんご自身の体験とデータの提示の仕方によって、その改善を「達成感」や「満足感」というレベルまで引き上げる工夫をしましょう。気がつけば、あなた自身の満足度がUPしているはずです。

▶▶▶ **ポイント1** 初回時検査では痛みを与えないことに最大限の配慮をする

▶▶▶ **ポイント2** 再評価検査では、その結果を一緒に喜ぶ

▶▶▶ **ポイント3** SRPでは麻酔に安住せず、スキルUPを心がける

Dr. Hiro's EYE ESSAY5

シャープニングする？　される？

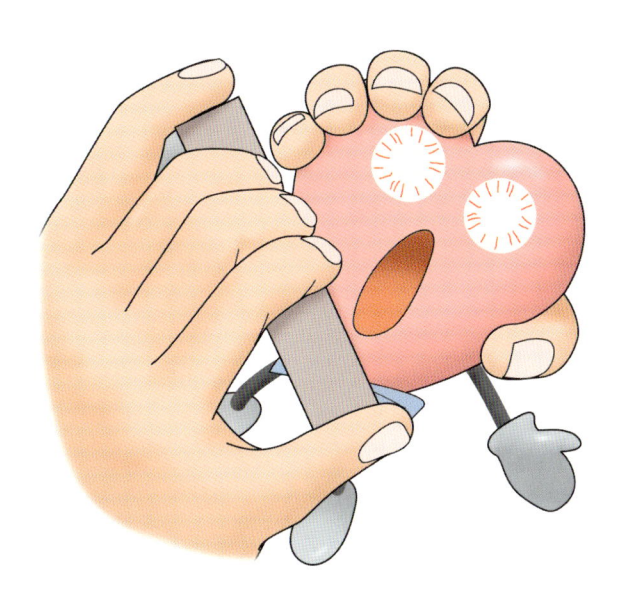

　ここに錐が5本あるとします。真っ先に折れるとすればどのような錐でしょう？　おそらくもっとも良く切れる尖った錐です。なぜなら誰でももっとも鋭利な錐から使おうとするからです。それではここに刀が5本あるとすれば真っ先に摩滅するのはどれでしょう？　やはり一番切れ味の良い刀でしょう。一番最初に飲み尽くされてしまう井戸は、もっともおいしい井戸の水でしょうし、山で一番最初に切り倒される木は、木材として使いやすい真っ直ぐな高い木でしょう。この話は勇気あるものはその勇気ゆえに、能力のあるものはその能力ゆえに、かえって身を滅ぼすことになると解釈をされているようです。

　「直木は先ず伐られ、甘井はまず竭く」と表現される荘子の言葉をどのように感じますか？　私は……反発を覚えます。まだまだ若輩で、浅学であることを自己証明しているかもしれませんが……。

　もっとも尖った錐、もっとも良く切れる刀、もっともおいしい井戸、もっとも高くてまっすぐな木……、どれもすばらしいではないですか？　研ぎ澄まされた先端ほど早く切れなくなるのは当然です。だからこそ砥石が必要で、シャープニングしなければならないのです。

　「道具は物ではなく、自分の心の先端である」と言われます。われわれは仕事の道具をどういう気持ちやこだわりで扱っているでしょうか？　昔の板前さんは「女房を質にいれてもいい砥石を買え」と言われたそうです。実践した板前さんはいないとは思いますが（いたら逆に軽蔑してしまうでしょうね）、道具に愛着を持つとともに、その道具を研磨する砥石にも愛着とこだわりを持てということでしょうか？　みなさんも理解できると思いますが、職人さんは砥石に自分の研ぎ癖がつくために他人には貸したがりません。最近のサラリーマン化した職人さんは別かもしれませんが……、自分の研ぎ癖も愛着の沸くものですし、一種の勲章ですよね。

　みなさんはスケーラーを日々シャープニングしていますが、それと同じく心の先端も研ぎ続ける必要があります。患者さんに研いでもらうことも多いでしょう。講習会やセミナー、本、先輩の一言や背中、院長など自分の周りにはたくさんの砥石があります。もちろん自分が研がれる側になるだけでなく、研ぐ側になることもあります。反対に先端をへし折られることも多々あります。――さて、あなたの心の砥石は何ですか？

2 患者満足度の高い歯周基本治療 ——セルフケア編

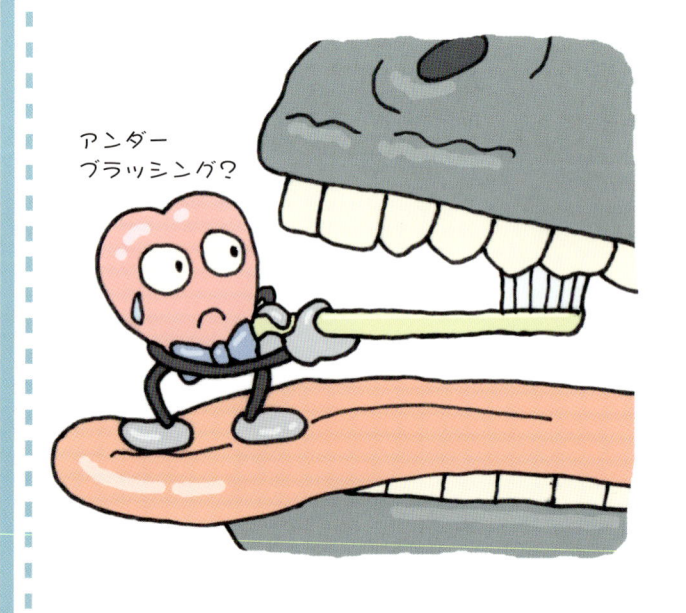

プロフェッショナルケアに引き続き、歯周基本治療におけるセルフケアについて、患者満足度を視野に入れて考えてみましょう。

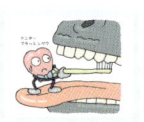

歯周基本治療におけるセルフケア

初診時の患者さんの口腔内は、プラークが残存していたり、歯石が沈着していて炎症が起こっていることが多いはずです。つまりブラッシングの足りない状態、アンダーブラッシング（under-brushing）です。患者さんのブラッシングが上達すると改善の実感が湧きやすいので、なんとかうまく導きたいものです（図2-9）。

患者さんのセルフケアが上達するだけで、炎症はかなり改善します。そのため、セルフケアレベルが上がるまでSRPは行わないという戦略があります。われわれのプロフェッショナルケアに頼らず自分の力で改善したという実感がわきやすく、それ以後のプラークコントロールが安定するからです。ただ、重度の患者さんや進行の早い患者さんでは早期の治療介入が必要になりますので、ケースバイケースと考えてもらった方がいいでしょう。

ブラッシングにおける正のスパイラル

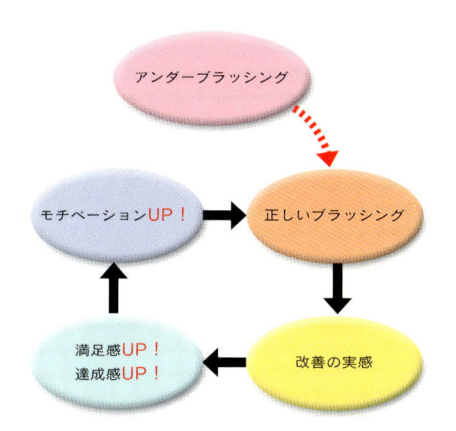

図2-9 アンダーブラッシングが出発点になっていると改善の実感が得やすく、正のスパイラルが発生しやすい。

患者さんは怪物？

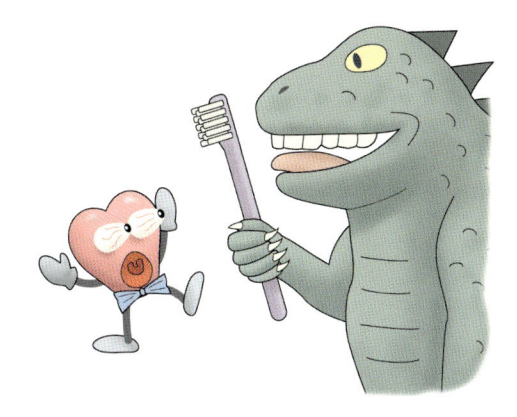

図2-10 初診に近いプラークコントロール不良の患者さんは、いわば得体の知れない怪物かもしれない。うまくこちらの味方についてもらえるよう対処したいもの。

原因の考察

原因
- ブラッシングの習慣がない？
- ブラッシングの必要性の自覚がない？
- 良くなりたいという欲求がない？
- ブラッシング方法の間違いに気づいていない？
- うまく歯ブラシを使いこなせていない？

など

→ **結果** プラークコントロールの不良

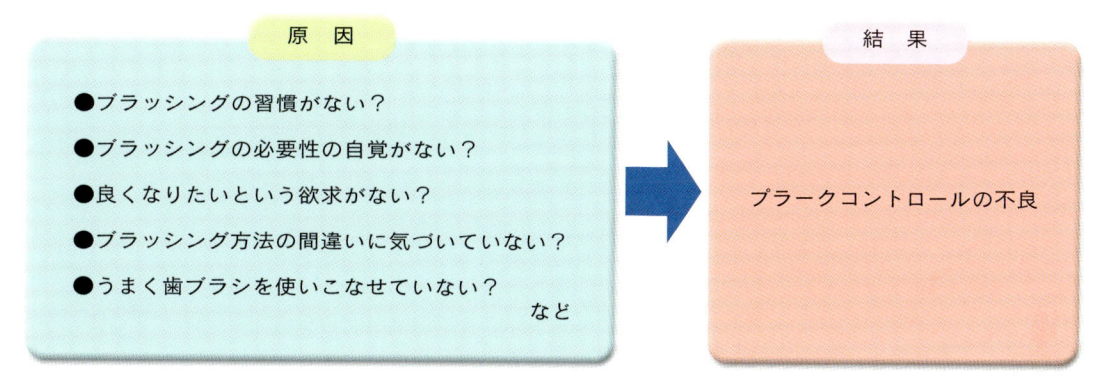

図2-11 プラークコントロールの不良から炎症が起こったりするためそれが諸悪の原因と考えがちだが、実はプラークコントロールの不良にも何らかの原因があって、それらの結果であると考えられる。

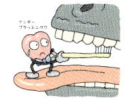

アンダーブラッシングという怪物──その攻略法とは

プラークコントロールが悪いという患者さんは、いわば大きな怪物です（図2-10）。こちらの対応に対してどのような反応をするかもわかりませんし、まったく反応すらしてくれないかもしれません。ただ最終ゴールは決まっています。それは、その怪物をこてんぱんにやっつけるのではなく、こちらの味方に変えることです。歯周基本治療におけるセルフケアとして、アンダーブラッシングの攻略法を一般論から考えてみましょう。

1．原因を考える

プラークコントロールが悪いということは、ブラッシング後でもプラークがあるレベルを超えて残っているということです。プラークスコアーが高いというのは、それだけしか伝えてくれません。しかし大切なのはその原因です（図2-11）。患者さんにそもそもブラッシングと

自分のペースに合わせようとしない

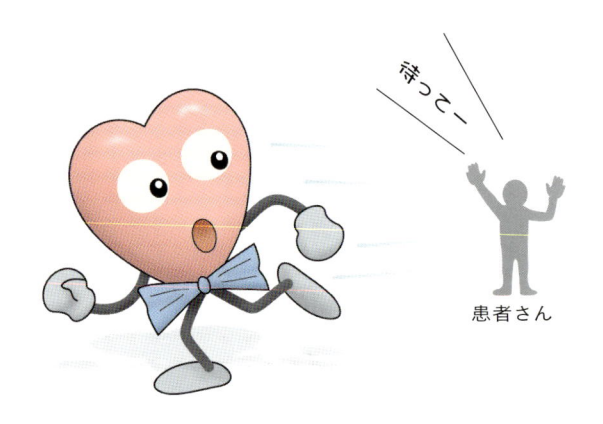

図2-12 ある程度患者さんを引っ張っていく力も大切だが、つねに患者さんのペースを見ながら対処していくことが重要。

説教をしない

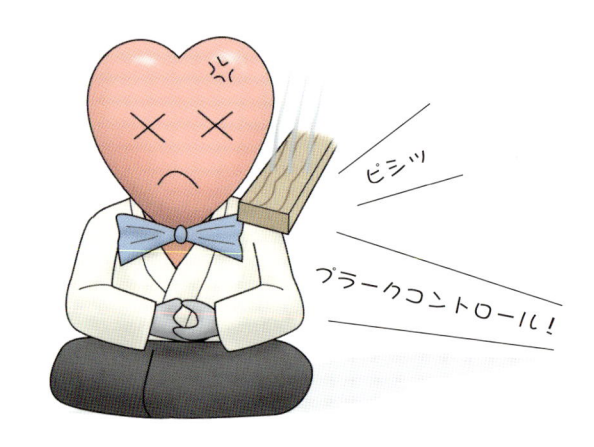

図2-13 説教というネガティブアプローチは、基本的に向上意欲を持続させにくい。

いう習慣がないのかもしれません。あるいは、毎日歯ブラシを持つ習慣はあっても、自分の口腔内の状態が悪く、しっかりと磨かないといけないということを自覚していないのかもしれません。また自覚はしていても良くなりたいという欲求がなかったり、たとえ欲求があって磨いていても間違った方法をしていることに気づいていないのかもしれません。まったく不器用でうまく歯ブラシを使いこなせないということも考えられます。

このようにざっと考えても、アンダーブラッシングの原因には、習慣、自覚、欲求、気づき、スキルなどいろいろなレベルのものが考えられます。何度説明してもプラークコントロールが向上しないときには、特にその原因を再考する必要があるでしょう。そのためには傾聴から始めるのはいかがでしょう？

2．患者さんを自分のペースに合わせようとしない

患者さんのペースは千差万別。すべての患者さんを自分のペースに合わせようとしても無理な話です（図2-12）。患者さんのペースに合わせて指導をすることで、お互いのストレスが軽減し、コミュニケーションもとりやすくなるはずです。

3．患者さんに100％を期待しない

「100点満点をクリアーしなければいけない」という雰囲気は疲れてしまいます。少なくとも、前回よりも改善していれば合格とする余裕を持ちましょう。歯周治療は長い道のりです。学生と同じように、患者さんにも優等生もいれば劣等生もいます。劣等生でも大器晩成型だと信じて気長におつきあいしましょう。

4．説教をしない

自分よりずっと年下の歯科衛生士に叱られたいと思う患者さんは、マニアを除いて稀です（図2-13）。良いところを褒めて、悪いところを次なる課題にするスタンスを基本としましょう。うまくできていないところを責めても次にはつながりません。一緒に原因を探り、上手にできたときには一緒に喜ぶようになりたいものです。

5．一度にたくさん教えない

経験の浅い熱心な歯科衛生士ほど一度にたくさん指導したくなるものですが、患者さんはそんなにたくさん一気にマスターできません（図2-14）。かえって、プラークコントロールは大変だと尻込みしてしまうかもしれま

一度にたくさん教えない

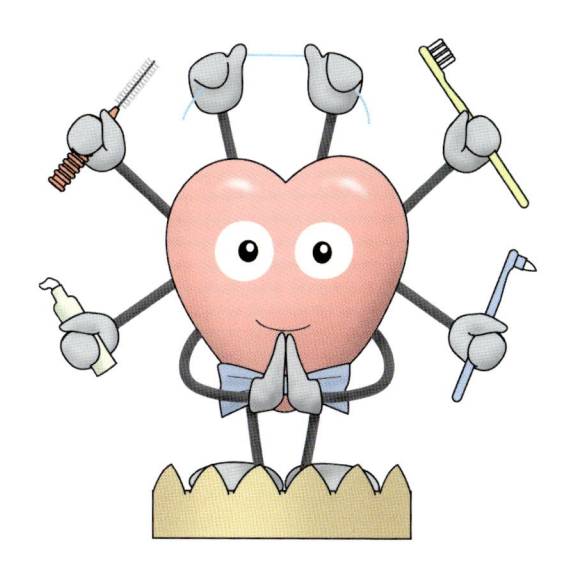

図2-14 たくさん指導しても患者さんの記憶に残るのはわずかである。ここでも患者さんのペースに合わせる余裕が必要ではないだろうか。

せん。患者さんのことをよく理解していない早い段階では特に注意したいところです。

6．指導に戦略を立てる

指導をしたからといって、全顎にわたってきれいにブラッシングできるようになる患者さんは稀です。最初は小さな目標を設定する方がいいでしょう。鏡で見える部位や症状のある部位限定で始めるのもいいでしょう。その方が改善を実感しやすく、その実感が次につながりやすいからです。

これを「プラークスコアー20％以下」というような大きな目標にしてしまうと、クリアーも難しくなりますし、案外モチベーションの維持も難しくなります。SRPもそうですが、ブラッシング指導もどこから始めるのかという戦略はとても大切です。

7．風とおしのよい関係作りを心がける

プラークコントロールが向上しないと悩んでいる歯科衛生士さん、患者さんに対して一方的に話をしていませんか？ 話を聴いてくれないと悩んでいる歯科衛生士さん、患者さんの話を聴いていますか？ コミュニケーションの基本は言葉のキャッチボールです。こちらから投げる言葉が堅い話ばかりであれば、返ってくる言葉も堅くなります。少しプライベートな扉も開けて風とおしを良くするだけで話をしやすい環境ができ、指導もすんなりと伝わることがあります。患者さんからの質問や話かけもしやすくなることでしょう。

臨床に携わっていると、話を聴いてくれない患者さんに悩むことがあります。「これは患者さんの自覚の問題だ」と私たちは考えがちですが、実はこちらの情報提供の仕方の問題であることが多いように思います。こちらが発信する情報が重要であればあるほど、「患者さんもその重要性を理解して、こちらのいうことを聴いてくれて当然」という気持ちが無意識のうちに生まれてしまうものです。これは熱心であったり、よく勉強している歯科衛生士さんほど陥りやすい落とし穴です。勉強しても勉強しても臨床には落とし穴があるというところが、臨床のおもしろいところなのでしょうね。

悪いとわかっていない患者さん

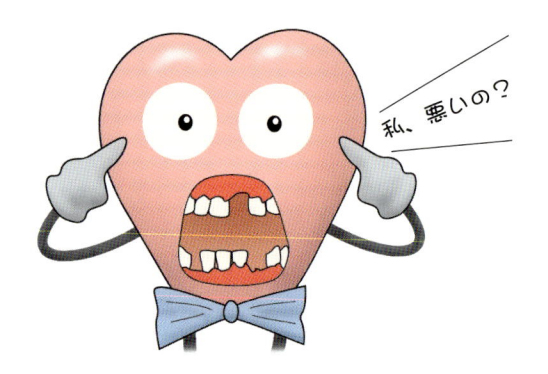

図2-15 まずは、「自分の口腔内の状態が良くない」ということに気づいてもらわないといけない。何らかの症状があれば、それと結びつけて説明すると理解してもらいやすい。

悪いことをよくわかっている患者さん

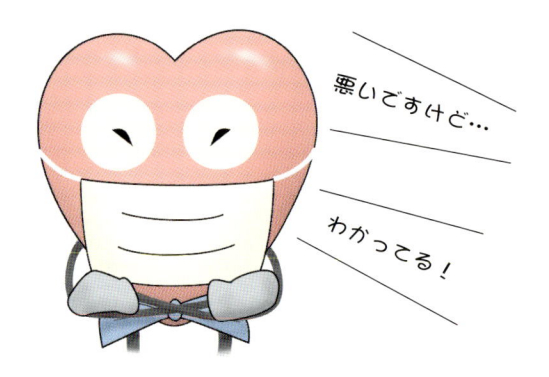

図2-16 悪いことをよくわかっている患者さんに、悪いことを指摘しても逆効果。それよりも、必ず良くなるという希望を与えるような対応をしたいものである。

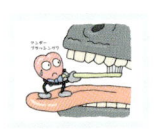

初回時のブラッシング指導

それでは歯周基本治療に入って初めてブラッシング指導をするときに、どのような注意が必要かを考えてみましょう。自分の状態が悪いということをわかっていない患者さんと、よくわかっている患者さんで対応は変わってきますので、分けて解説します。

1．悪いとわかっていない患者さん

データ提供でもそうなのですが、悪いことを自覚されていない患者さんにはその事実を知らせる必要があります（図2-15）。今どれくらい悪くて、このまま放置するとどのようになるのかを説明します。ただしこれだけですと患者さんはショックを受けるだけになりますので、「治療により必ず改善する」ということをつけ加えないといけません。そしてその改善を維持するためにメインテナンスも必要であることまで説明しましょう。

この段階での指導や情報提供では、患者さんに自覚が芽生え、良くなりたいという欲求が生まれることが大切です。そのためにはどのようなセルフケアが必要なのかを簡潔に伝えます。

2．悪いことをよくわかっている患者さん

悪いということを良くご存知の患者さんや、そのためにいろいろな歯科医院を渡り歩いている患者さんに悪いという情報を詳しく説明するのは逆効果です（図2-16）。状態はどこがどの程度悪いのかと確認する程度にしておき、まずは今まで苦労されたことへの"ねぎらいの言葉"をかけましょう。悪いことを知っていたけれども歯科医院の敷居が高くて受診できなかった患者さん、いろいろな歯科医院でさじを投げられた患者さんなど、それぞれの話をじっくり聞きながら今までの経緯を理解することがスタートです。

そして、「治療により必ず良くなる」ということを前面に出して説明をしましょう。不安感がいっぱいの患者さんに前向きになっていただくためには、「このまま放置するとどうなるのか」という話をいくらしてもだめです。限界はあるけれども一緒にがんばりましょうという励ましの言葉の後であれば、ブラッシング指導にも耳を傾けてくださることでしょう。もちろんメインテナンスの重要性も早い段階で説明します。

Part 2 患者満足度の高い歯周動的治療

▶ あなたは上昇志向？ 下降志向？

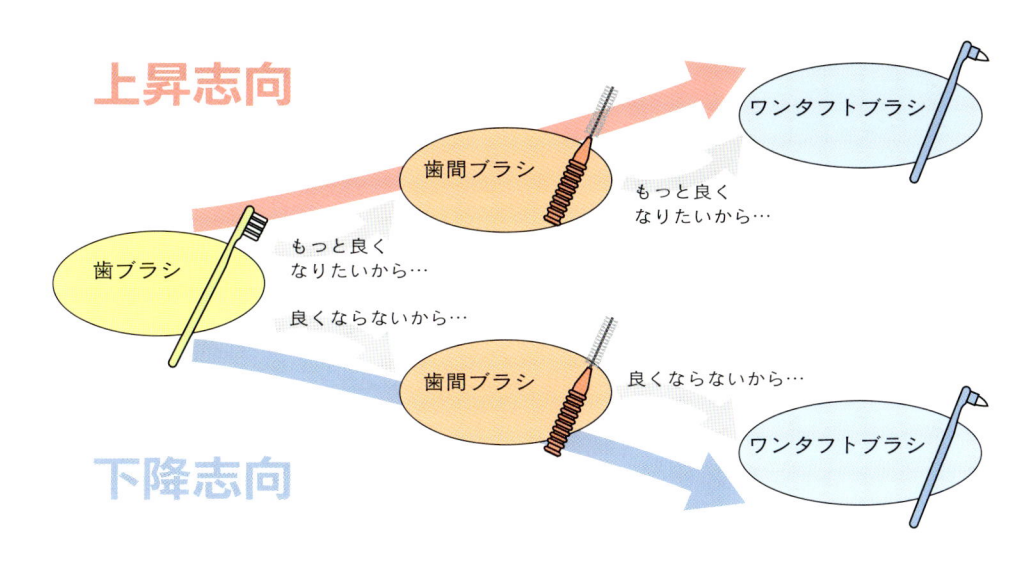

図2-17 上昇志向はポジティブアプローチ、下降志向はネガティブアプローチである。

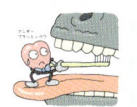

治療を進めながらのブラッシング指導

歯周基本治療を始めると、いろいろな変化が起こります。「歯肉がやせた」とか「知覚過敏が起こった」というような、患者さんにとってマイナスの変化もあるでしょうが、多くは「腫れが引いた」とか「出血しなくなった」というプラスの変化のはずです。そこでこのプラスの変化を達成感にまで引き上げることが患者満足度 UP に必要です。

患者さんにもっと良くなりたいという欲張りな欲求が出てくれば、歯間ブラシなどの補助清掃器具の導入もすんなりと行えます。欲張り状態になっていない段階で歯間ブラシをおしつけても、定着しないことはよく経験することです(**図2-17**)。「歯ブラシだけでもこれだけ改善したので歯間ブラシを導入するとさらに良くなる」というスタンスは OK ですが、「歯ブラシで改善しないから歯間ブラシを導入して良くしよう」というスタンスは、一見プラス思考に思えますが、敗戦意識が漂うような気がするのは私だけでしょうか？

まとめ

　歯周基本治療は、改善という"手ごたえ"を感じやすいときです。これはわれわれにとってもビッグチャンスで、これを次なる歯周外科治療やメインテナンスにつなげていきたいところです。患者満足度の礎はこの段階で作られるものですので、メインテナンスでの一発逆転を考えず、達成感や満足感という幸福感をこの時期に記憶してもらうようアプローチしたいものです。

▶▶▶ **ポイント 1**　アンダーブラッシング対策は指導の前に原因探索

▶▶▶ **ポイント 2**　コミュニケーションの基本は傾聴

▶▶▶ **ポイント 3**　患者さんの自覚によってアプローチが変わる

Dr. Hiro's EYE ESSAY6

主観的健康と客観的健康

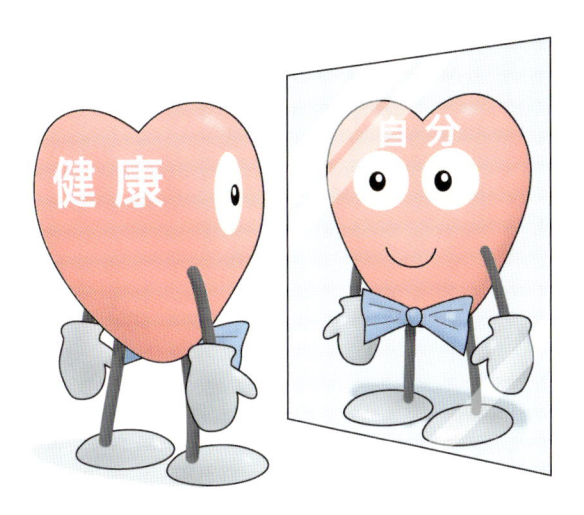

　医療人類学者のカガワ・シンガーが行ったアンケート調査によると、50人の進行がん患者さんのうち、49人が自分を"健康"と感じ、社会的活動をしていたとのことです。われわれ医療従事者には少し違和感を感じる調査結果と言わざるを得ません。「進行がん≠健康」という図式が頭に叩き込まれているからでしょう。でもこれは、「何をもって健康というか」という質問に置き換えれば理解できます。

　おそらく進行がん患者さんたちはさまざまな症状はあるにしても、家事や仕事という社会、あるいは自分の外の世界とのつながりがあり、そのつながりの中で自分というアイデンティティー（Identity）が"普通"に保たれている状態を"健康"だと感じておられるのだと思います。認知症になりたくない理由を尋ねると、日本人の回答トップは「迷惑をかけたくないから」ですが、アメリカでは「自分というアイデンティティーを失うから」という答えが多いと聞いたことがあります。だからといってアンケート調査をした上記の50人がすべてアメリカ人だったわけではなく、日系アメリカ人とイギリス系アメリカ人が半々でした。

　この進行がん患者さんの感じる"健康"は、主観的健康といわれるものです。元来、われわれ人類はこの主観的健康が中心だったはずですが、いつの間にか他人が口を挟むようになり、今では医学という大きな口が本人を差し置いて割り込む状況が普通になってしまいました。医学では健康と病気の間に線を引いて、病気の領域の人を健康の領域に導こうとします。この場合の健康は客観的健康といわれます。

　われわれ歯科医療に従事する者も、この客観的健康の教育を受けてきました。そのため患者さんが持っておられる主観的健康と、われわれが考えている客観的健康の間にギャップが生じることがあります。患者さんの口腔内の主観的健康はさまざまです。炎症も磨き残しもまったくないパーフェクトな口腔内を健康と感じるオタクな患者さんもおられれば、骨吸収が進んでどう考えても噛みにくいだろうと思われるような口腔内であっても、食事ができて話すことができればそれで健康と感じる患者さんもおられます。われわれは客観的健康に主観的健康が歩み寄ってくれるよう教育、啓発することは許されると思いますが、一方的に客観的健康をおしつけることは控えるべきでしょう。主観的健康から客観的健康に引っ張ることが患者さんのハッピーに結びつかないこともあるのです。「客観的健康を達成すること＝患者満足度 UP」とは限らないということも留意すべきだと思います。

3 患者満足度の高い歯周外科治療

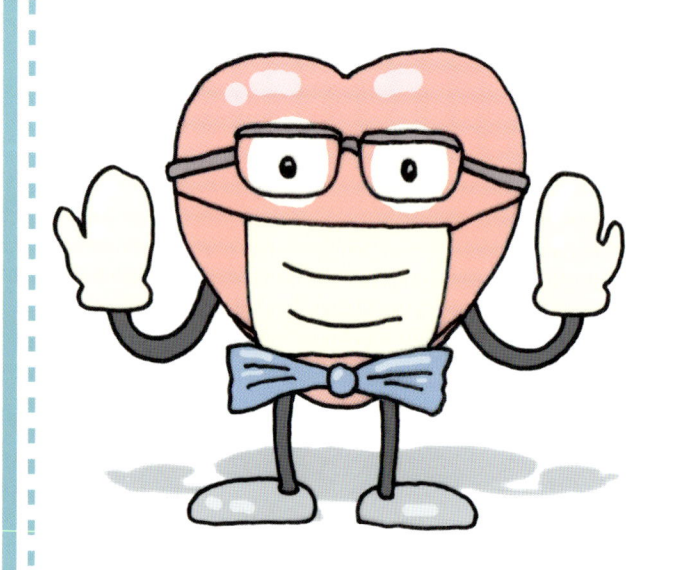

本項では、歯周基本治療に引き続いて、歯周外科治療における患者満足度を考えたいと思います。歯周外科治療でどれだけ患者さんが満足されるかという話をまとめるのではなく、歯周外科治療前後のケアについてまとめたいと思います。歯周外科治療そのものは痛みをともない患者さんにとっては辛いものですが、みなさんのケアによってそれが生きたものになっていくのです。

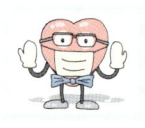

歯周外科治療という選択肢

歯周外科治療にもいろいろ種類がありますが、どんな歯周外科治療を採用したとしても、術前と比べて術後に患者さんがハッピーにならなければなりません。もちろん痛みをともなったり、術後に知覚過敏が生じたり、根面う蝕のリスクが高くなったりすることもありますが、トータルで考えるとデメリットよりもメリットが大きいと判断するからこそ歯周外科治療を採用するわけです（図2-18）。

また歯周治療の基本はあくまで非外科療法ですが、外科療法前の非外科療法よりも外科療法後の非外科療法の方が歯周病のコントロールが有効だからこそ歯周外科治療をしている、ということも理解しておかなければなりません（図2-19）。歯周外科治療さえすればもう悪くならないわけではなくて、あくまでその後にメインテナンスという非外科療法が必要なのです。患者さんには歯周外科治療を受けることで、より健康になりたいという気持ちが芽生えてほしいものです。その気持ちが強ければ強いほど、その後のメインテナンスがうまくいきます。担当歯科衛生士は患者さんにそのような健康志向を

Part 2 患者満足度の高い歯周動的治療

外科処置の適応

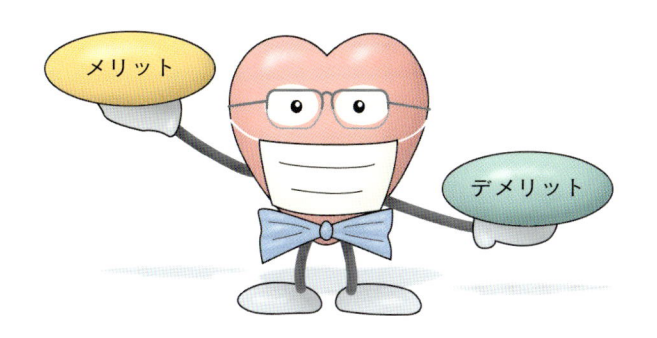

図2-18 歯周外科治療にはメリットもあればデメリットもある。そのバランスがメリットに傾いているときに適応となる。

長期ロードを乗り切るために

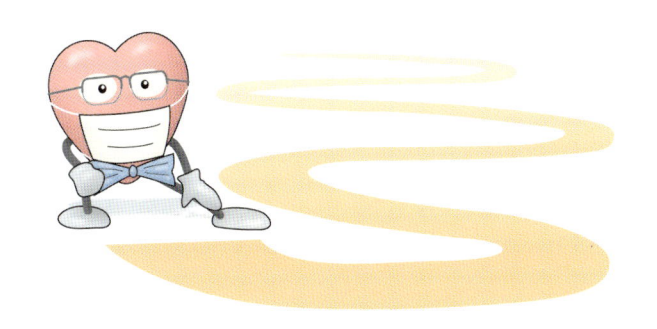

図2-20 歯周外科治療をしてもメインテナンスフリーになることはない。むしろメインテナンスしやすい環境を作るために歯周外科治療をするわけである。

歯周治療の基本は非外科療法

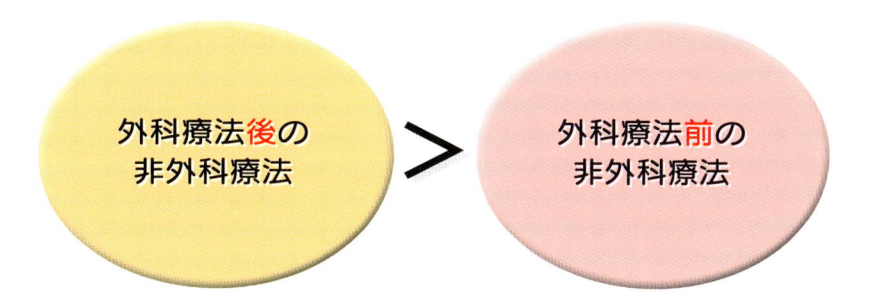

図2-19 外科療法前の非外科療法よりも、外科療法後の非外科療法の方が優れているだろうと判断したときに、外科処置を行う。つまり歯周治療ではあくまで非外科療法が中心なのである。

持ってもらえるよう導いていく必要がありますし、それはあくまでメインテナンスという長期ロードを乗り切るための体力づくりであることを理解してもらう必要があります（図2-20）。メスを振るうのは歯科医師ですが、その後のメインテナンスを受け持つ歯科衛生士として、積極的にかかわってほしいと思います。

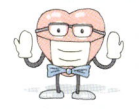

歯周外科治療の種類別術後のケア

歯周外科治療には、歯周ポケットを浅くすることを目的とするポケット療法（pocket therapy）と、歯肉退縮を改善する歯肉退縮療法（recession therapy）の2つがあります。そしてポケット療法には切除療法（resective therapy）、組織付着療法（tissue

73

歯周外科治療の種類

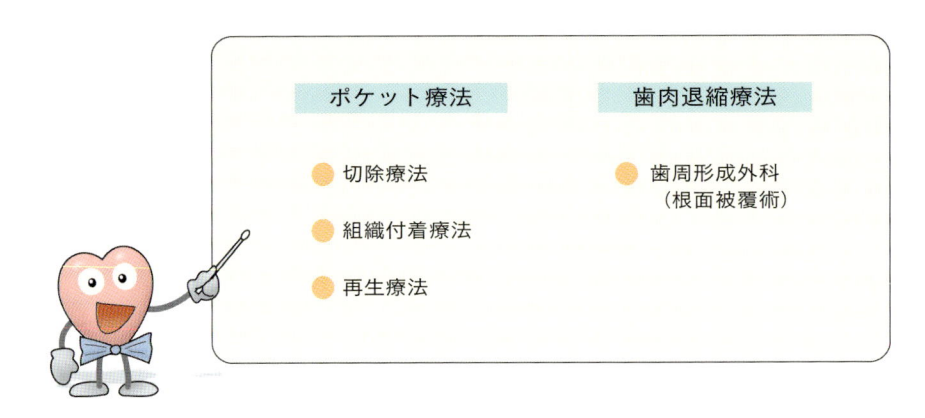

図2-21 歯周外科には、感染性（炎症性）病態に対して行うポケット療法と、非感染性（非炎症性）病態に対して行う歯肉退縮療法がある。

attachment therapy)、再生療法(regenerative therapy)があり、歯肉退縮療法には歯周形成外科(periodontal plastic surgery)の一部が含まれます（図2-21）。ここでは各歯周外科治療後のケアの仕方を通じて創傷治癒をスムーズに進め、さらには患者さんの不安を和らげる工夫を考えてみたいと思います。

1．切除療法後のケア

深いポケットに対して切除療法を行うと、歯肉退縮によりシャローサルカス(shallow sulcus)ができます。つまり深いポケットが歯肉退縮に変換するわけです（図2-22）。二次性の創傷治癒を起こしますので、特に歯間部での治癒は遅れます。一般的に痛みが出やすく、1週間くらい続くこともあります（図2-23）。その痛みは通常術後2、3日がピークでその後減少していきますので、そのような経過をたどることを担当歯科衛生士が知っておくことは大切です。あまり詳しく痛みのことを術前に説明すると患者さんも不安が募るだけですが、だいたいどのような経過をたどるかをわかっていれば、患者さんの不安軽減につながるからです。術後の経過が順調であればその旨を患者さんに伝えることも大切です。

抜糸をし、歯周パック（歯周包帯）も外れてから、セルフケアを再開してもらいますが、最初は軽い洗口か、かなり軟らかい歯ブラシを使ったソフトブラッシングから始めます。歯間部の治癒がもっとも遅くなりますので、その上皮化を確認しながら歯間ブラシの再開のタイミングを図ります。また天然歯に対して切除療法をすると、術後に知覚過敏が出ることがありますので、それが一時的なものであることを伝えて、予防策を講じます。フッ化物配合歯磨剤を使ったTPT(toothpaste technique)だけでもかなり軽減しますが、頑固な知覚過敏であれば、知覚過敏用の歯磨剤に一時的に変更してもらってもいいかもしれません。メインテナンスでは、アンダーブラッシングによる根面う蝕や、オーバーブラッシングによる知覚過敏などが要注意事項となります。

2．組織付着療法後のケア

深いポケットに対して組織付着療法を行うと長い接合上皮による治癒が起こり、ディープサルカス(deep sulcus)ができます。つまり深いポケットが付着の獲得に変換するわけです（図2-24）。こちらは切除療法と違って主に一次性の創傷治癒をしますので、治癒はかな

Part 2　患者満足度の高い歯周動的治療

▶ 切除療法（歯肉弁根尖側移動術）

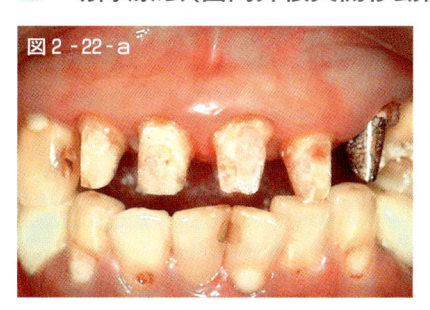

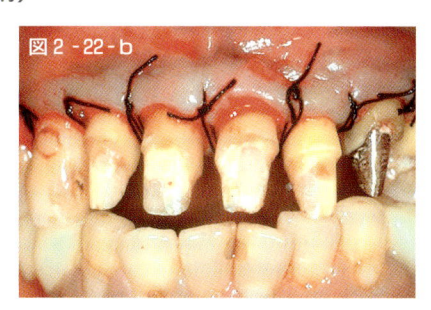

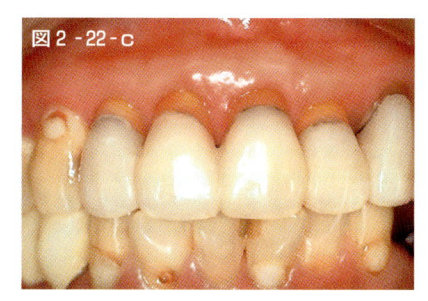

図2-22　フラップを根尖側に移動することによりシャローサルカスができる。深いポケットが歯肉退縮に変換される。図2-22-aは術直前、図2-22-bは術直後、図2-22-cは術後4ヵ月の状態。

▶ 切除療法後1週間

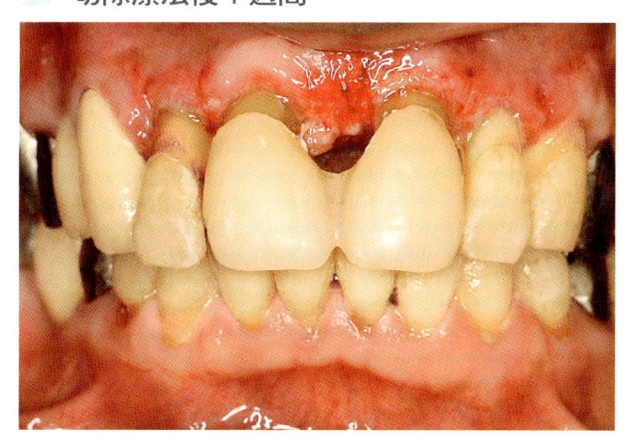

図2-23　二次性創傷治癒が起きるので、歯間部やフラップの辺縁には1週間後でも肉芽が残っている。ソフトブラッシングするにはもう少し角化を待たなければならない。

▶ 組織付着療法（改良型ウィドマンフラップ）

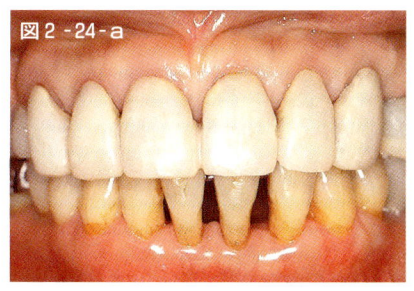

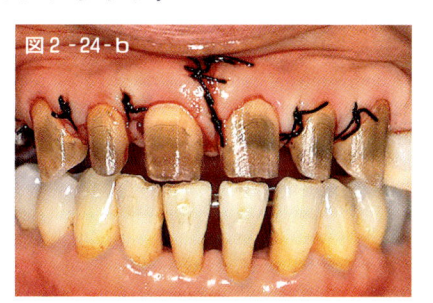

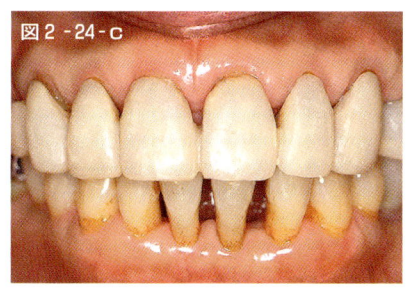

図2-24　フラップをできるだけ元の位置に戻すことにより、ディープサルカスができる。深いポケットが付着の獲得に変換される。図2-24-aは術直前、図2-24-bは術直後、図2-24-cは術後4ヵ月の状態。

組織付着療法後1週間

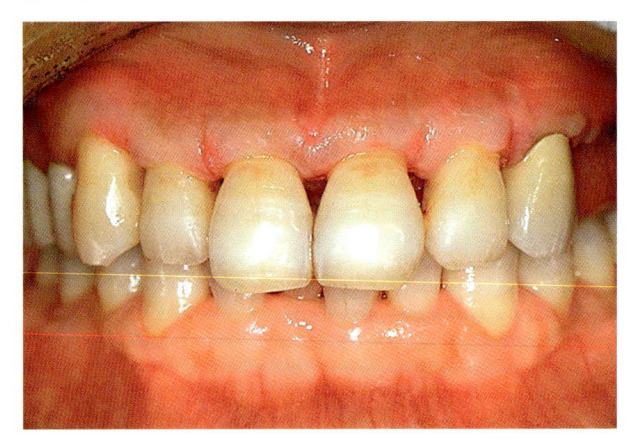

図2-25 一次性創傷治癒が起きるので肉芽の形成も少なく、角化が早い。ソフトブラッシングできる状態まで回復している。

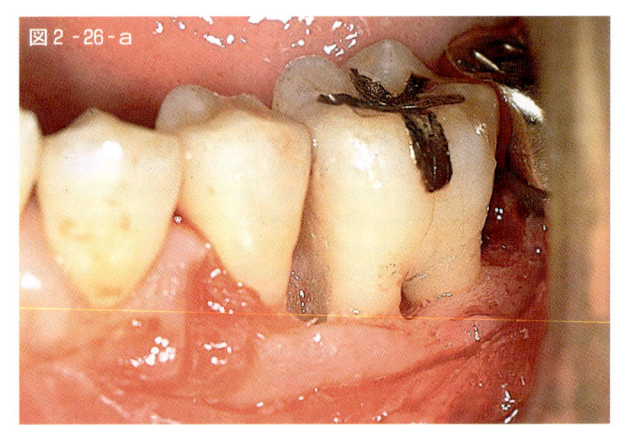

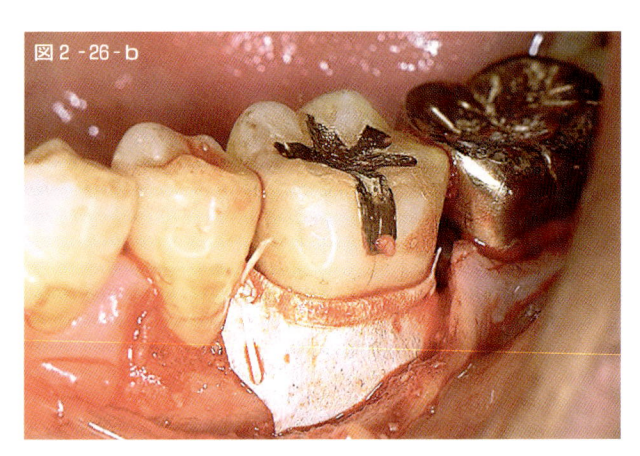

GTR法

図2-26 非吸収性膜によるGTR法。図2-26-aは手術時（根面デブライドメント後）、図2-26-bは膜設置時の状態。

り早く起こります（図2-25）。痛みも少なく、場合によっては2週間後くらいには普通のブラッシングが再開できることもあります。その判断は歯間部の治癒のスピードを見ながら、歯科医師と相談して決めてください。知覚過敏などの強い症状も少ないので患者さんも比較的楽です。切除療法に比べていいとこだらけのような気がしますが、ポケットが浅くなったのは上皮性付着で底上げしているだけですので、術後のアンダーブラッシングによるポケットの再発やオーバーブラッシングによる歯肉退縮は要注意です。

3．再生療法後のケア

深いポケットに対して再生療法を行うと、結合組織性付着による再生が起こります。シャローサルカスになることもあれば、そこまで再生せずにディープサルカスで治ることもあります。現在再生療法には、GTR法といって膜を埋入する方法（図2-26）と、エムドゲイン®というゲルを欠損部に塗布する方法（EGR法）（図2-27）があります。

GTR法では、膜という血流障害を起こすような大きな異物を組織内に埋め込みますので、その膜が部分的に露出してくることがよくあります。非吸収性膜であれば

Part 2 患者満足度の高い歯周動的治療

EGR法

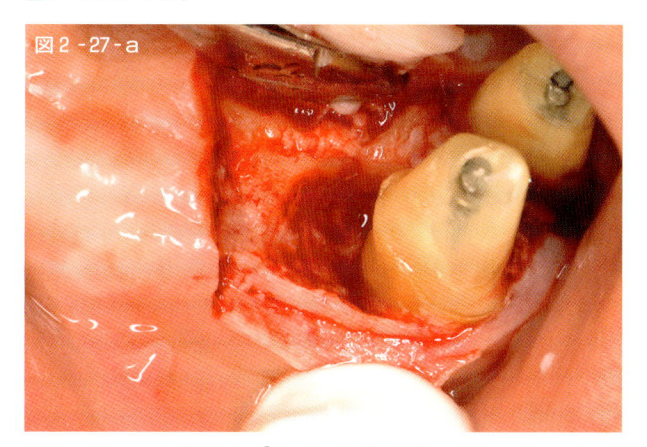

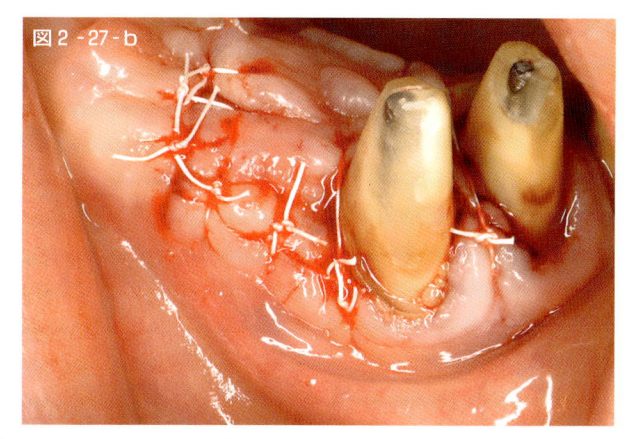

図2-27 エムドゲイン®による再生療法。図2-27-aは手術時（根面デブライドメント後）、図2-27-bは縫合直後の状態。

GTR後の膜の露出

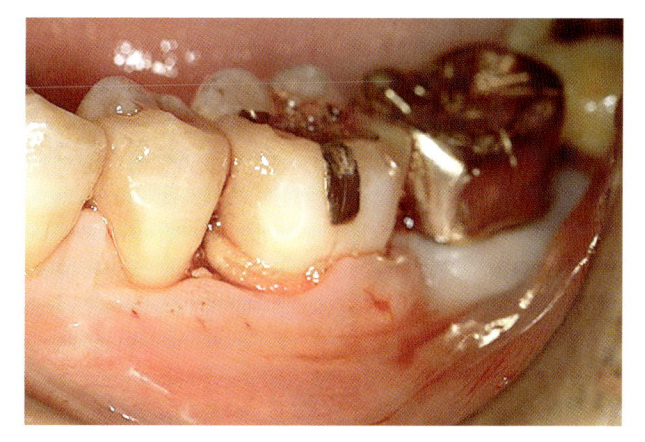

図2-28 非吸収性膜の場合、膜の露出が起こることがある。感染しないように抗菌剤による洗口が必要である。

EGR後1週間

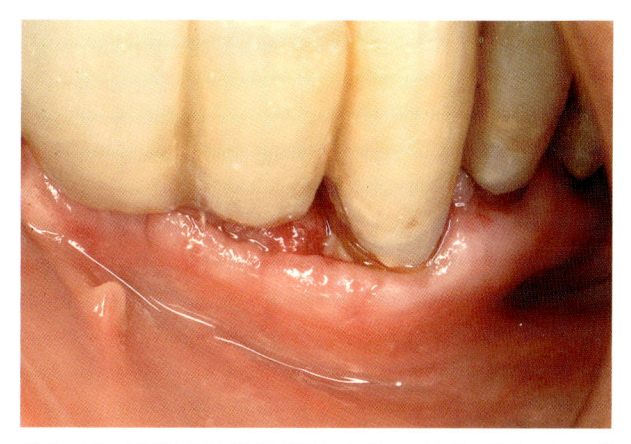

図2-29 EGRでは治癒が早いため、ソフトブラッシングが比較的早期に開始できる。

6週間後に除去するまで、クロルヘキシジンによる洗口で徹底的に感染を防がなければなりません（図2-28）。膜の露出がなければ、抜糸後にソフトブラッシングできる場合もあります。フロスや歯間ブラシによる歯間部の清掃は行いません。

それに対してEGR法では、比較的早く治癒が進みますので、上皮化をみながらソフトブラッシングを始めるタイミングを図ります（図2-29）。歯間部の清掃もGTR法に比べて早期に再開できます。

4．歯周形成外科療法後のケア

ここでは、歯肉退縮により根面露出を起こしているときに行う根面被覆術を想定して話をします。

根面被覆術では、組織付着療法のときのように主に長い接合上皮により治癒しますので、術後のケアでは組織付着療法後のケアに準じます（**次ページ図2-30**）。ただ歯間部をほとんど触りませんので、術後比較的早い時期にフロッシングを始められるということ、そして、もともと歯肉退縮のあった患者さんなのでオーバーブラッシングの癖が戻らないように注意することが組織付着療法後ケアとは異なります（図2-31）。

77

歯周形成外科療法（結合組織移植術）

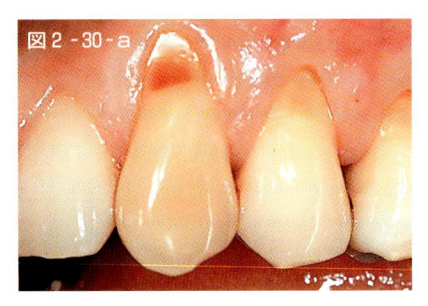

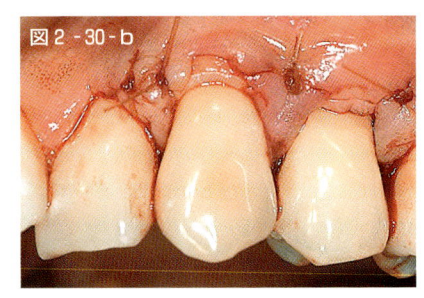

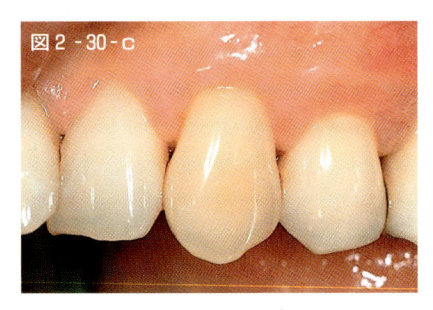

図2-30　露出した根面に口蓋側より結合組織を移植することで根面被覆を行う。できあがる歯肉溝は、ディープサルカスと考えられる。図2-30-aは術前、図2-30-bは術直後、図2-30-cは術後3ヵ月の状態。

歯周形成外科療法後2週間

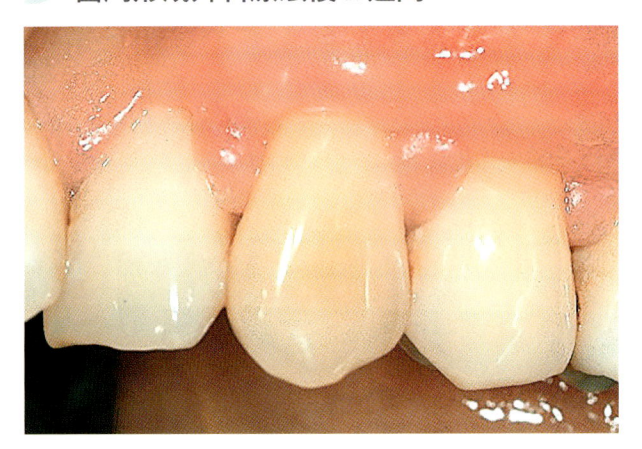

図2-31　水平切開の部分の治癒は遅れるが、歯間乳頭を開いていないために軽いフロッシングは早期にできるようになる。

歯間ブラシのサイズ変更

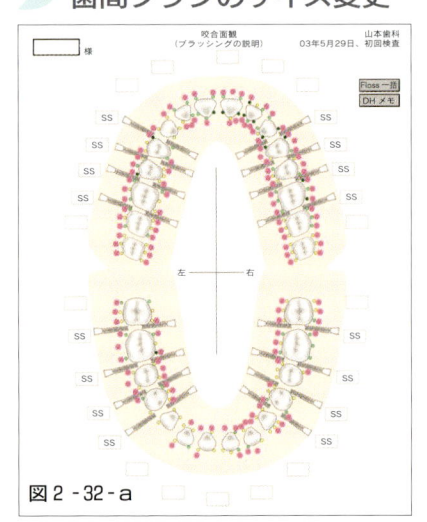

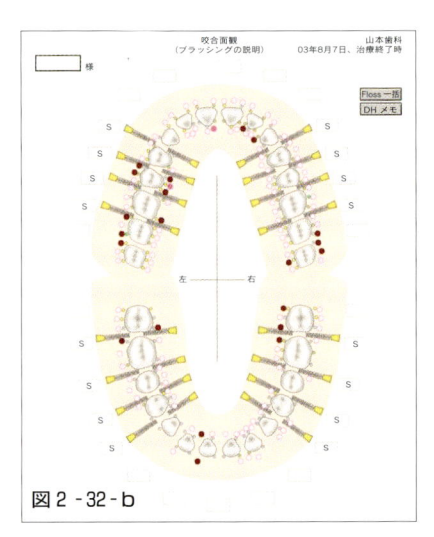

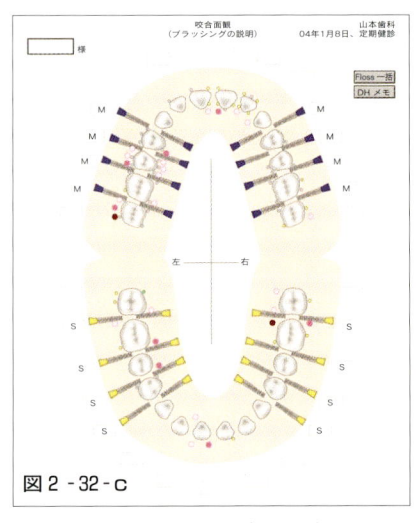

図2-32　歯周治療を進めていくと、歯間部のサイズが大きくなることが多い。そのたびに歯間ブラシのサイズ確認が必要で、患者さんには用紙にわかりやすく表示して渡している。図2-32-aは初回時、図2-32-bは歯周基本治療終了時、図2-32-cは歯周外科治療後再評価時のサイズ。

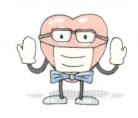

歯周外科治療という山を乗り越えて

どのような種類の歯周外科治療を受けたとしても、術後歯周組織は激変します。それに合わせて清掃器具の見直しをしなければなりません。多くの場合歯間ブラシのサイズアップが必要になりますし、知覚過敏や根面う蝕に対する配慮も必要になってきます（図2-32）。「あなたのお口の中のことは何でもわかっています」という担当歯科衛生士のメッセージが届いていれば、そのような変更はすんなり受け入れてもらえるでしょう。歯周外科治療という大きな山を乗り越え、安堵の気持ちが患者さんには芽生えていることと思いますが、せっかくがんばった歯周外科治療でも、その後のメインテナンスがなおざりになると後戻りするということを踏まえ、患者さんが立ち止まってしまわないよう、そっと背中を押すようにしたいものです。

まとめ

歯周外科治療の内容を担当歯科衛生士がよく理解し、正常な治癒がどれくらいのスピードでどのように起こるのかを知っておかなければ、患者さんに安心感を持ってもらえるような話かけはできません。痛みをこらえてがんばった患者さんを労わりと賞賛の言葉で癒しながら、きれいに治っていく組織を一緒に喜ぶことは、患者満足度 UP につながることと思います。

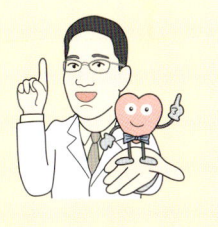

▶▶▶ **ポイント1** 歯周外科治療の種類を理解する

▶▶▶ **ポイント2** 各歯周外科治療後の治癒経過を理解する

▶▶▶ **ポイント3** 各歯周外科治療後メインテナンスの注意事項を理解する

Dr. Hiro's EYE ESSAY7

歯周病と抗菌剤

　新しい抗菌剤の開発とそれに対する耐性菌の出現は、永遠に続くだろうと言われています。つまりある病原菌に抗菌剤を処方すると、最初はよく効いているのに、途中から耐性菌が出現して効きが悪くなってきます。そこで製薬会社がその耐性菌に対抗する新しい抗菌剤を開発しますが、時間が経つとその新しい抗菌剤に対して耐性菌が出現してきます。こういう話を聞くと、薬を処方する立場のわれわれにはこの競争は抗菌剤と製薬会社の戦いであって、われわれは耐性菌に対しては製薬会社の開発する新しい抗菌剤を待つというような、他人事のように思ってしまいます。しかしこれは大変危険なことなのです。

　MRSA（メチシリン耐性黄色ブドウ球菌）という言葉を聞かれたことがあると思います。黄色ブドウ球菌は常在菌ですが、時に皮膚に化膿を起こしたり、人工弁にこびりついたりとなかなか厄介な細菌に変身します。昔はペニシリンがよく効いていたのですが、ペニシリンが作用する部位（PBP2a）の遺伝子が変異し、効かなくなってしまいました。そのためバンコマイシンというちょっと古い抗菌剤が復活し、世界中で使われています。もちろんバンコマイシンに対する耐性菌の問題がクローズアップされるようになってきました。

　ところでこのMRSA、調査する病院によっても異なりますが、日本では黄色ブドウ球菌の60％以上がMRSAになってきています。それに対してオランダでは1％未満です。これはどういうことでしょう？　オランダでは国を挙げて耐性菌の出現抑制を行っています。MRSAが発症すればすぐに隔離されますし、つねに発生状況を監視し、手洗いなどの初歩的ではありますが大切な予防処置が徹底しています。そして何よりもむやみやたらと広域な抗菌剤を使わないよう抗菌薬のコントロールがなされています。抗菌薬が効かない風邪のような疾患、抗菌薬を使わなくても治るような軽度の中耳炎や副鼻腔炎では抗菌剤は処方しませんし、患者さんもよくそれを理解されています。日本ではどうでしょう？　耐性菌と製薬会社の戦いといいながら、外で見学しているわれわれ医療従事者や患者さんがいつの間にか耐性菌を応援しているような状況です。

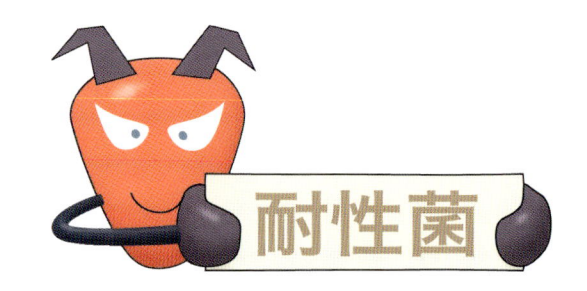

　歯周内科という概念が生まれ、日本でも抗菌剤で歯周病を治療しようという風潮が強まっています。もちろん歯周病は細菌感染症ですから抗菌剤の使用も1つのオプションではありますが、細菌が住み着いているのはポケットという体の外ということ。そしてその細菌のほとんどは機械的に除去可能であるという事実を忘れてはなりません。歯周病で使う抗菌剤はビルの"外壁"にこびりついている虫を、ビルの"中"で強力なバルサンをたいてやっつけるようなもので、ビル内の常在菌も少なからず影響を受けます。もちろんビルの中まで入ってきている虫もいますので、それらには有効ですが……。

　善玉菌には影響せず、悪玉菌だけに効く抗菌剤は存在しません。耐性菌を生み出さない抗菌剤も存在しません。現時点では、抗菌剤による歯周病の治療は第一選択ではないと私は考えています。通常の歯周治療に抵抗を示すような症例や、急速進行性の病態を持つもの、あるいは若年者の歯周病や急性期に抗菌剤を使うことは妥当かもしれません。最近、アジスロマイシンというニューマクロライド系抗菌剤に注目が集まっているようです。マクロライドの場合、グラム陽性菌に対する耐性は共耐性を示しますので、1つのマクロライドに対する耐性は、他のマクロライドに対しても耐性であることを示します。そこでエリスロマイシンというマクロライドの肺炎球菌というグラム陽性菌に対する耐性率を調べてみますと、ドイツで9.5％、アメリカで29.4％、そして日本ではなんと77.9％！　製薬会社にがんばってもらうのではなく、われわれ医療従事者の意識改革がまず必要な気がするのは私だけでしょうか？

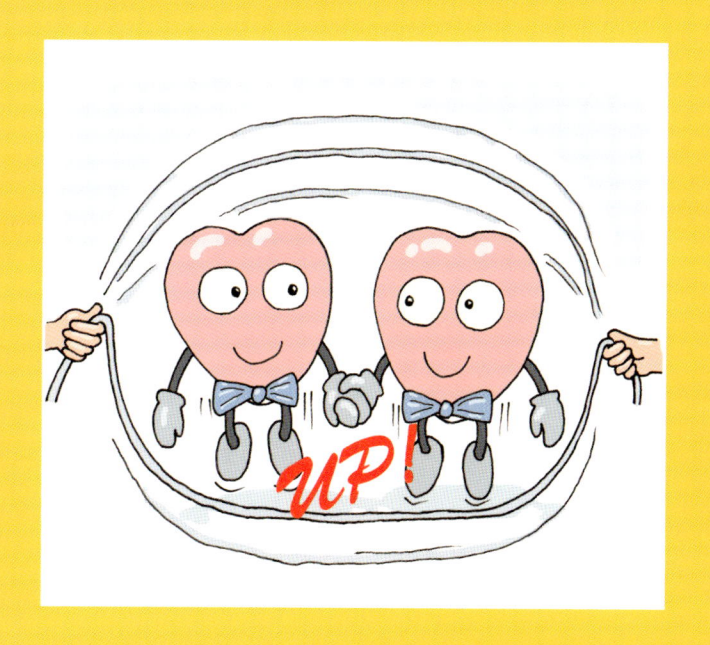

Part 3
患者満足度の高い
メインテナンス

1 患者満足度の高いメインテナンス
──プロフェッショナルケア編

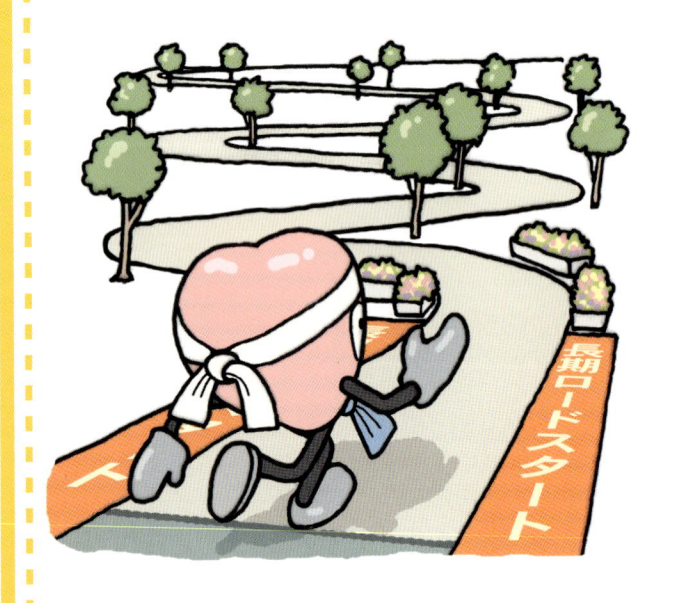

患者さんと一緒にがんばってきた歯周治療もようやくメインテナンスに突入です。いよいよ長期ロードのスタートです。今までしてきたことはこの長期ロードを乗り切るための下地づくり。患者満足度UPを心がけて、終わりのないメインテナンスに挑んでいきましょう。

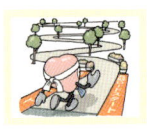

メインテナンスの目指すもの

改善という手ごたえを頼りにがんばってきた歯周動的治療（歯周基本治療と歯周外科治療）。でも歯周治療の最終章は手ごたえのない、しかも終わりのないメインテナンスという長期ロードです。"良くなる"という目標がいつのまにか"悪くならない"という目標に置き換わり、患者さんには"物足りない気持ち"が漂いやすくなります。達成感や満足感というキャッチフレーズは色を薄め、"安心感"や"安堵感"というパステルカラーの文字がちらつきます（図3-1）。

メインテナンスで大切になる安心感や安堵感という感覚は、急に芽生えるわけではありません。動的治療の間に達成感や満足感を強く感じた患者さんほど、この感覚を持たれるはずです。つまりメインテナンスにおけるモチベーションは、初診時から始まっているということです。とはいっても高い患者満足度を維持するために、メインテナンスで注意すべきポイントもあります。今までの治療との比較を交えながらまとめます。

歯周治療におけるキャッチフレーズ

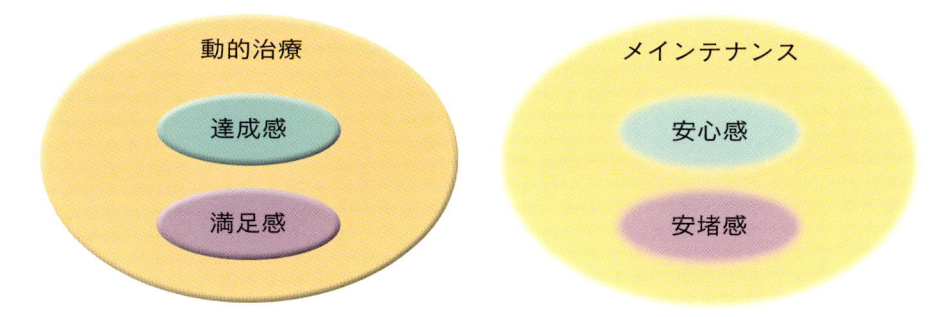

図3-1 動的治療に比べてメインテナンスでは実感が薄れてくるのが特徴である。

現状維持という"成果"

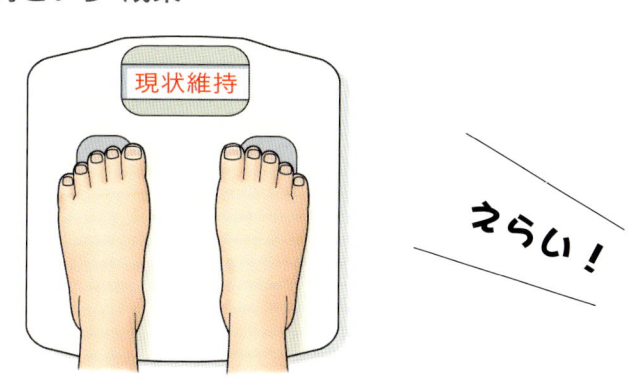

図3-2 現状維持という結果には手ごたえがないが、これは立派な新記録更新である。

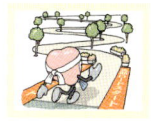

検査のポイント

歯周動的治療と違ってメインテナンスでは、大きなデータの変化は起こりません。良くなることもほとんどなく、せいぜい現状維持です。これが患者さんにとって手ごたえの少ない原因となります。われわれは現状維持という"成果"を新記録更新ととらえるとともに、一緒に安堵する関係でいなければなりません（図3-2）。

1．データの変化をとらえる

もし良くなっているところがあれば、まずその部位を賞賛することを忘れないようにしましょう。もし悪くなっているところがあれば配慮が必要です。たとえばBOPだけが増え、プロービング値についてはさほど変化がない場合はどうでしょう？　これは炎症が強くなり始めた初期段階ですので、患者さんのセルフケアの強化だけで元に戻る可能性があります。また、BOPもプロービング値も増えていても付着レベルの変化があまりなければ、セルフケアの強化と担当歯科衛生士による細菌バイオフィルム破壊で元に戻る可能性があります。それを確認するためには、付着レベルをその部位ごとにチェックできるシステムが備わっている方が好ましいでしょう（次ページ図3-3）。それでなければ部位ごとに計算を行って付着レベルの変化を考えます。

2mm以上の付着レベルの上昇があれば、場合によってはその部位に関して再SRPを行うような必要性が出てくる可能性があります。再治療はメインテナンスでは

付着レベルのチェック

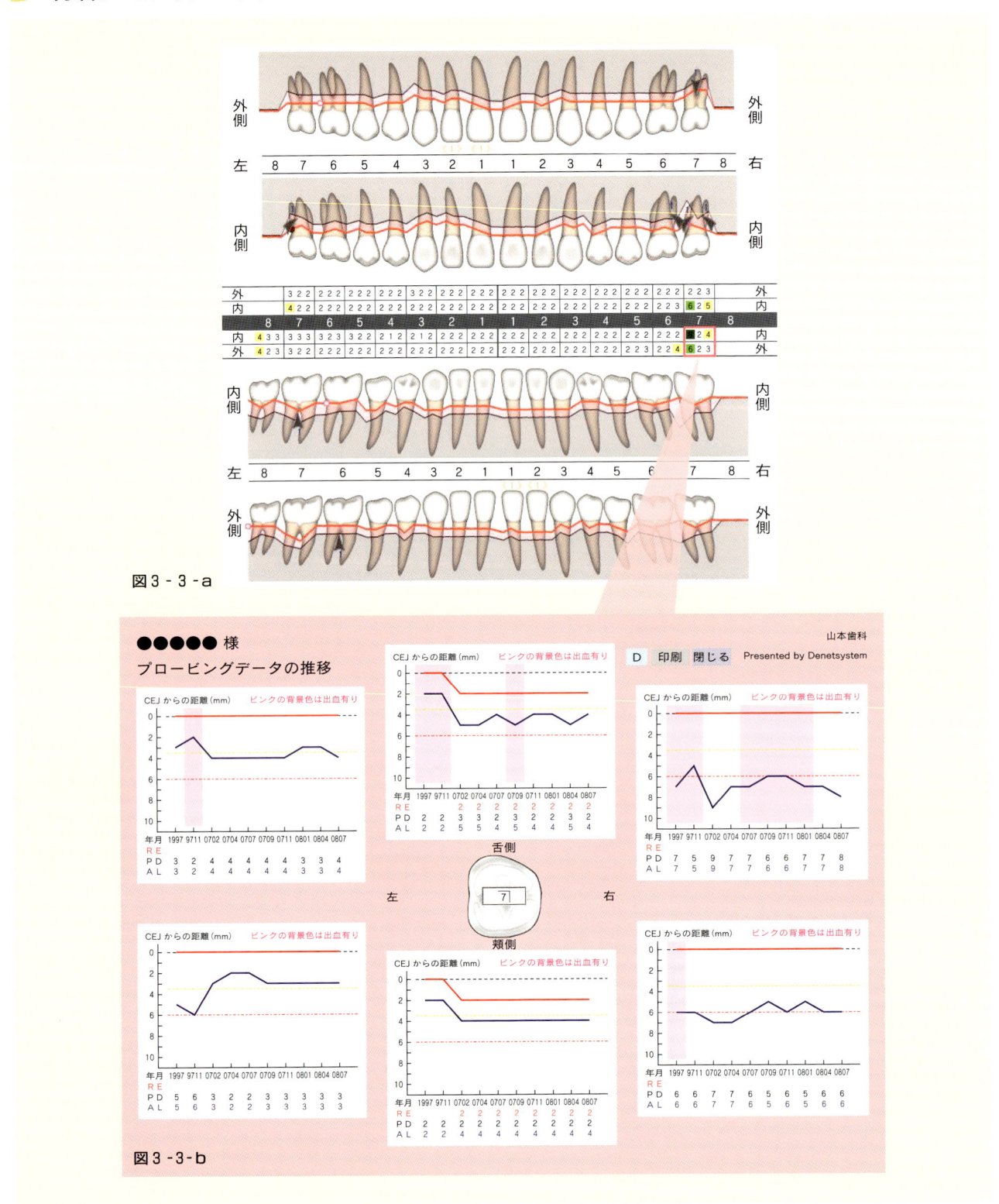

図3-3-a

図3-3-b

図3-3 そのときの付着レベルだけでなく、時系列にどのように変化しているかをとらえておくことは大変重要である。メインテナンス中に深いポケットの残存している$\overline{7}$について(**図3-3-a**)、付着レベルの経過を**図3-3-b**に表示している。

付着の喪失

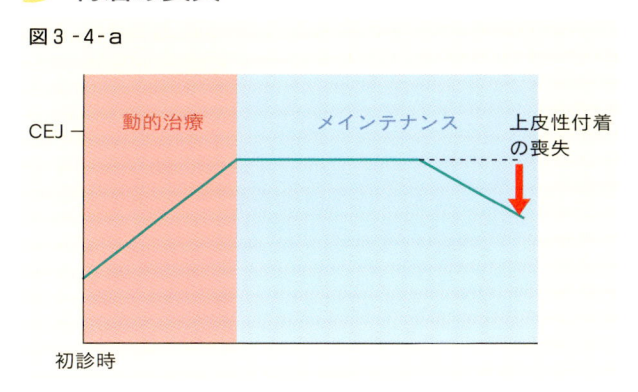

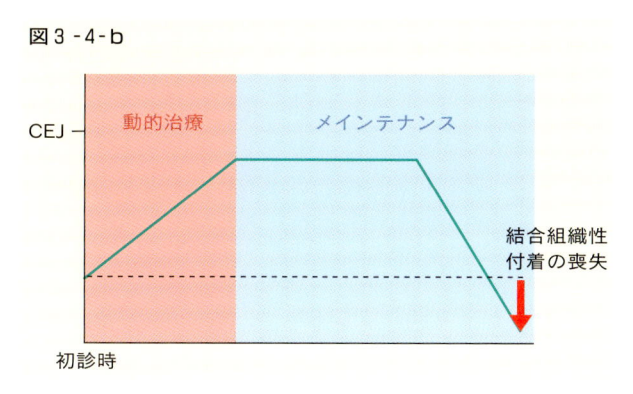

図3-4-a

図3-4-b

図3-4　動的治療で付着の獲得が起こりメインテナンス中にそれが喪失する場合、長い接合上皮が剥離して起こる上皮性付着の喪失（図3-4-a）と、結合組織性付着の喪失（図3-4-b）がある。

引き出しを増やそう

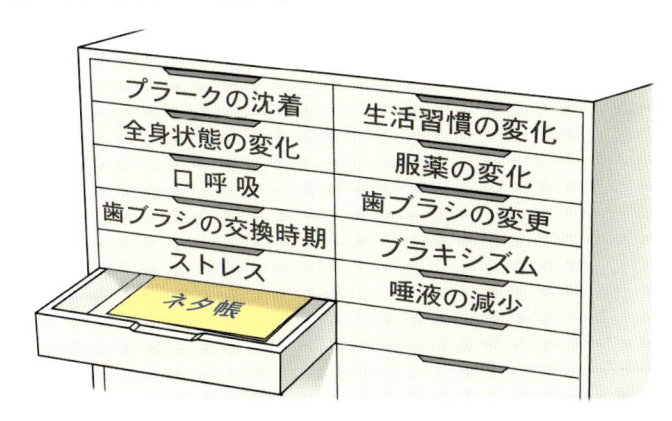

図3-5　悪化の原因を患者さんに納得してもらえるように説明するには、引き出しをたくさん増やしておかなければならない。

大きな出来事ですので、不幸にも再治療になっても患者さんとの関係が悪化しないよう、つねに患者さんと情報の共有をしておく必要があります。ただ2mm以上の付着の喪失であっても、それが上皮性付着の喪失なのか、あるいは結合組織性付着まで破壊が達しているのかを判断することも大切です（図3-4）。その部位に対してどのような動的治療を行い、どのような創傷治癒が起こったかを把握していれば考えやすいと思います。

2．データの変化の原因を考える

　データの変化はいろんな原因で起こります。ブラッシングが良かったから、あるいは悪かったからということだけに原因を求めていると、説明のつかないことが多いはずです。本人の体調が悪かったというだけでなく、ご家族の入院や介護などで生活習慣が変わるだけで、データに影響が出てくることもあります。花粉症の季節で口呼吸になって口腔内が乾燥気味になっているところに、薬の服用で唾液も減少してしまうことが原因だったりすることもあります。また、ただ単純に歯ブラシの交換を忘れていたとか、いつのまにか歯ブラシの種類を自分の判断で変えていたというようなこともあります。そこにブラキシズムの波がおし寄せてきていたりすると、臨床とはなんと複雑なものなのかと思ってしまいます。

　このようなデータの変化の原因を探るためには、われ

どこが爆発するの？

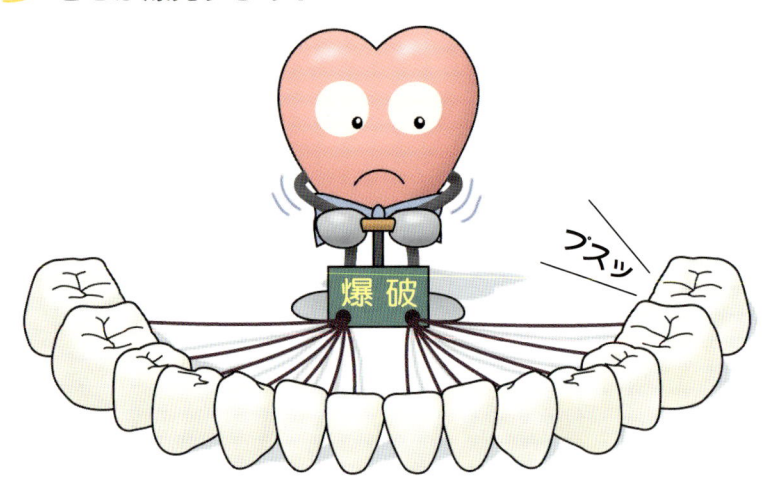

図3-6　患者さんにとって、どこがどのように悪くなるのかわからないということも不安要因の1つである。

われの引き出しを増やしておかなければなりません（**前ページ図3-5**）。確かに経験はその引き出しを増やしてくれますが、つねに問題意識を持って勉強する姿勢を持っておけば、たとえ経験が浅くても早期に引き出しが増えていくはずです。データの変化の原因がわかれば患者さんも納得され、次のメインテナンスにもつながります。そうでなければ、「患者さんは定期的にメインテナンスを受けているのにどうして悪くなるのだろう」と考えるようになるでしょう。

3．リスク部位をとらえる

メインテナンスに入る患者さんは、リスクゼロになっていることはほとんどありません。どこかに弱いところを持ちながらメインテナンスしていくことになりますので、その弱い部位、つまりリスクの高い部位を担当歯科衛生士と患者さんの間で確認しておく必要があります。

患者さんにとって「どこが」「いつ」「どのように」悪くなるのかがわからないというのは、とても不安なものです（**図3-6**）。リスクが高くて気をつけなければならない部位があらかじめわかっていて、そこがもし悪くなるとすればどのような症状がでるのか、どのようなデータの変化が起こるのかを事前に知っておいてもらうことは、決してマイナス思考ではありません。悪くなることをお話することが患者満足度UPにつながることもあるのです。

一般に動的治療後に残った深いポケットや連続するBOP、強い動揺などは局所的なリスクファクターになります（**図3-7**）。そのような部位のデータに変化がなくても、折に触れリスクが高い部位が安定していることを伝えます。これはどこが要注意なのかを思い出してもらうということと、メインテナンスがうまくいっているということを両方伝えたいからです。これを忘れていると突然症状が出たときに患者さんは戸惑ってしまい、不信感の原因となります。

4．ときどき過去のデータを見てもらう

誰でも時間がたてば昔の記憶があやふやになっていきます。良くなってどれだけ喜んだかということも薄れてしまうものです。せっかく記録を残しているわけですから、過去のデータを引き出して現在と比較してください。昔の口腔内写真やプロービングデータを患者さんと一緒に懐かしく眺めるだけでも、今安定していることに喜びを感じるはずです。

部位別リスクのとらえ方

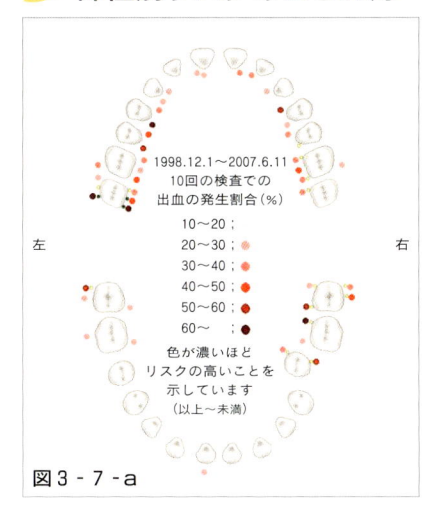

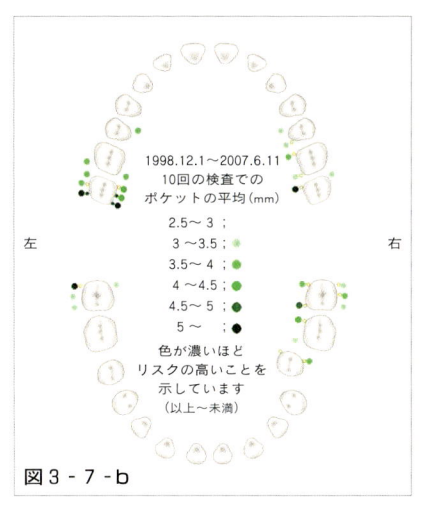

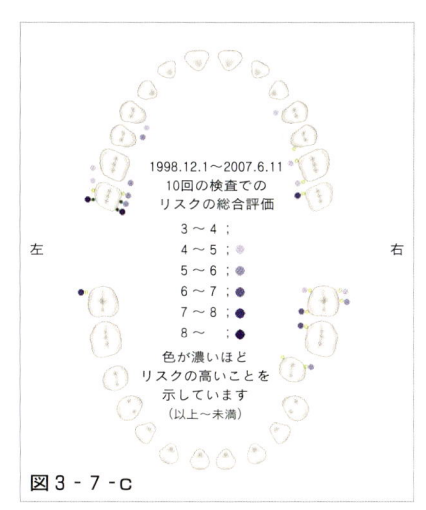

図3-7-a

図3-7-b

図3-7-c

図3-7 BOPの頻度が高い部位ほど付着の喪失リスクが高くなるので、図3-7-aでは過去のBOPの陽性率が高い順に色を濃く表示している。またポケットの深さが深いほど付着の喪失リスクが高くなるので、図3-7-bでは今までのプロービング値の平均が大きい順に色を濃く表示している。また図3-7-cでは図3-7-aと図3-7-bを掛け合わせた総合評価として表示している。

メインテナンスの分類

メインテナンスの種類
- 予防的メインテナンス
- 治療後メインテナンス
- 試行的メインテナンス
- 妥協的メインテナンス

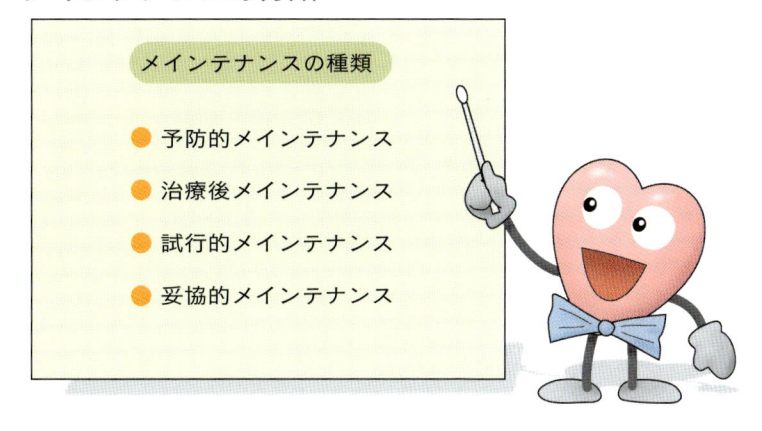

図3-8 メインテナンスでの対応は、4つの分類で整理して考えるとわかりやすい。

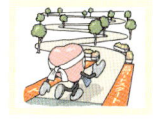

メインテナンス患者さん別リスク

私は図3-8のようなメインテナンスの分類をよく使います。動的治療からメインテナンスに移行するときの患者さんの状況は、人によってばらばらです。なぜなら同じ基準で合格点を与えていないからです。ある患者さんは理想的な状態まで改善されていたり、場合によっては初診時からほとんど問題のない患者さんもおられます。逆に動的治療が思うようにできず、たくさんの問題を抱えながら妥協的にメインテナンスしていかなければならない患者さんもおられます。このように患者さんによってリスクの大きさが違いますので、そのことを患者さんにも理解しておいてもらう必要があります。

メインテナンス中断後の来院

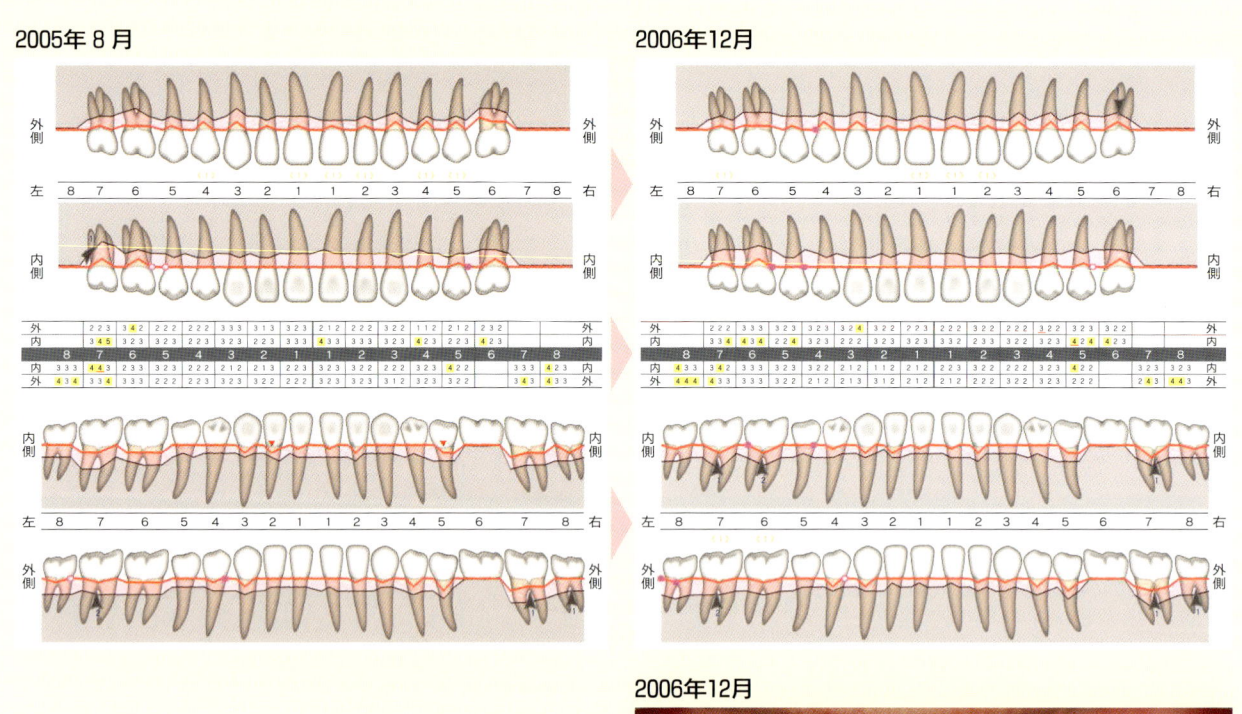

図3-9　1年以上来院が途絶えたが幸いポケットは深くなっていなかった。来院が途絶えても大丈夫というイメージが湧かないように、悪くなっていなくて良かったことを患者さんと一緒に喜ぶ姿勢が大切である。来院による安心感と中断による不安感をうまくコントロールする必要があるだろう。

　妥協的メインテナンス患者さんは頻繁に来院していただき、厳密なプロフェッショナルケアとセルフケアをしていなければ、とても現状維持はできないでしょう。にもかかわらず、そのような患者さんに限ってキャンセルが多かったり、中断という事態になることがあります。当然悪化という現実に直面することもありますが、幸い悪化を免れたとしても「リコールが開いても大丈夫」という気持ちを持たれてしまうのはまずいことです。悪くなっていないことを一緒に"安堵"して、このようなハラハラ感を味わわないためにも定期的に来院していくよう、導く必要があるでしょう（図3-9）。

知覚過敏に対して過敏になろう

図3-10 動的治療が終わりメインテナンスに入っている患者さんでは、歯肉退縮を起こしている部位が増えていることが多い。どこに、どの程度の知覚過敏があって、どのような刺激で誘発されるかをしっかり把握しておくことは、担当歯科衛生士の重要な役割の1つである。

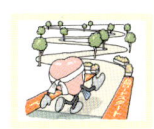

根面デブライドメントのポイント

メインテナンスでも、根面デブライドメントを行います。ただしそれは歯周基本治療とは違い、前回のメインテナンスから今回のメインテナンスまでの間に、根面に沈着した細菌バイオフィルムを破壊することが目的です。メインテナンスでお見えになるたびにキュレットを用いてSRPをしていると、オーバーデブライドメント（over-debridement）になり、歯質の喪失から知覚過敏などを誘発することになります。

1．細菌バイオフィルム破壊を目的とする

オーバーデブライドメントにならないよう超音波スケーリングするときはチップの選択、チップの当て方、動かし方、パワー設定などに気をつけます。痛みを与えないよう細心の注意が必要です。深いポケットが残存している部位では、ポピドンヨードなどの薬液を併用すると付加的な効果も期待できます。

2．知覚過敏を起こさせない

動的治療が終わると根面が露出して知覚過敏を起こしやすくなります（図3-10）。一生懸命歯磨きをしていることが原因のこともあります。超音波スケーリングで知覚過敏を起こさないために、術前に必ず日頃しみるところがないかどうか確認しましょう。もし事前にそれがわかれば、要注意部位として歯科衛生士カルテに記載します。また、普段は大丈夫でも超音波スケーリングをするとしみるという患者さんもおります。その場合も歯科衛生士カルテに忘れず記載します。水の代わりにお湯を使えば回避できるのか、パワーをどれくらいに落とせば回避できるのかといったことも記録しておきましょう。そして超音波スケーリングで一度知覚過敏を起こしたら、二度と起こさないという覚悟で望んでいただきたいと思います。少なくとも、どこがしみやすいかということを十分熟知して治療をしているということが患者さんに伝わっていることが大切です。メインテナンスで痛みは大敵です。こちらの注意で避けられるような痛みは、プロフェッショナルとして何が何でも回避しましょう。

PMTCを有効に使う

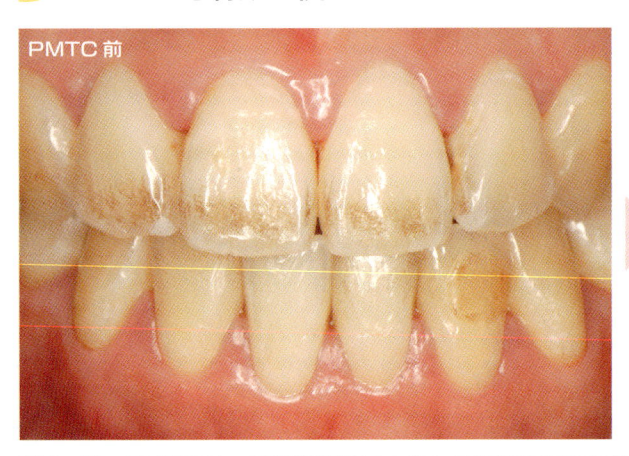

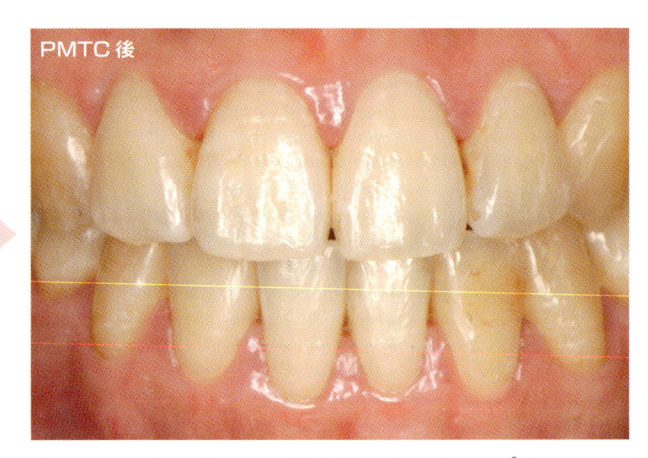

図3-11 PMTCは、細菌学的効果よりも心理的効果の方が大きいように思われる。モチベーションUPやコンプライアンスUPに、PMTCを有効利用したいものである。

3. PMTCを有効に使う

　細菌学的にPMTCがどれだけ有効なのかということになるとエビデンスは弱いです。しかしながらPMTCの術中、術後の気持ちよさを体験すると、モチベーションが上がることが多いような気がします。PMTCを受けにエステ感覚で受診される患者さんもおられれば、PMTC後のツルツル感を失いたくないためにブラッシングをがんばる患者さんもおります。どちらにしても次にまたメインテナンスを受けたいという気持ちになりやすいPMTCでデブライドメントを終了することは、大変効果的です(図3-11)。ただし、根面に対してはオーバーPMTCとなりやすいので、使うペーストのRDAや回転数、側方圧には十分な配慮が必要です。場合によっては根面は軽い超音波スケーリングのみにしておく場合もあるでしょう。

まとめ

　歯周基本治療では炎症も強く、検査や根面デブライドメントで痛みを与えてしまう可能性は高いです。しかしそれを我慢して乗り切れば、改善というご褒美が待っていました。一方メインテナンスではどうでしょう？　我慢して痛みに耐えてもたいしたご褒美は待っていません。メインテナンスにおいてもっともリスクの高いことは、来院が途絶えることです。痛みをともなうプロフェッショナルケアで来院が途絶えることは、たとえアンダーインスツルメンテーションでも、引き続き来院してもらえる方がメリットが大きいわけです。アンダーを推奨するわけではありませんが、少なくとも患者さんが不快に思われるようなプロフェッショナルケアは極力排除するよう心がけたいものです。患者満足度を高く維持するための秘訣です。

>>> **ポイント1** メインテナンスでは変化の把握とリスクの把握が大切である

>>> **ポイント2** リスクの大きさによってプロフェッショナルケアの頻度、内容を考える

>>> **ポイント3** オーバーデブライドメントに要注意

Dr. Hiro's EYE ESSAY8

あなたは羊？ それとも山羊？

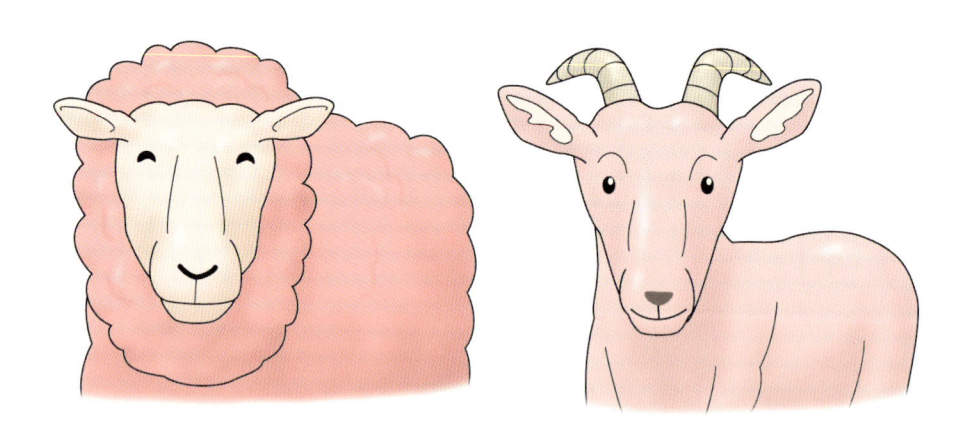

　モンゴルでは食用の家畜としては羊が中心です。そのためたくさんの羊を放牧するわけですが、その中に山羊を混ぜます。もちろん山羊も食用にもなりますし、カシミヤを取る目的もありますが、そもそもの目的は羊の群れを安定させるためです。なぜなら羊は集団行動をするのですが、言い方を変えると1人で行動できないのです。極端な場合自分の足元の草を食べきってしまっても、草のあるところに移動するという発想が生まれないらしいです。それに比べて山羊は勝手気ままなので、どんどん自分で草を求めて移動する。つまり羊の群れの中に山羊を混ぜておくと、結果的に山羊が羊を先導して、草のあるところに連れて行ってくれるというわけです。どこまで本当なのかは、私もエビデンスを持ち合わせていませんが、この話を聞いたときに人間にも羊派と山羊派がいるのではないかと、とっさに感じました。特に日本では羊が多いのではないかと……。

　日本での教育はいかに"良い群れ"に属するか、ということを目標にしているように思います。良い群れに入れるかどうかを選別するために、試験が存在しているのでしょう。ふるい分けのためだけの試験ですから、もっとも良くて100点です。なのでいかに失点を防ぐかということが最大の目標になってしまいます。いきなりメインテナンス治療に入っているような感じですね。守りの勉強のように思えます。

　それに対して学校を卒業して社会人になってからはどうでしょう？　仕事によっては昇級のための試験を受け続けている方もおられるでしょうが、われわれ歯科医療関係者の場合、認定医や認定歯科衛生士という資格試験はあっても、基本的に良い群れに入るための試験はなくなります。良い群れという目標を失ってしまうと勉強を止めてしまう人も出てきますが、実はここからの勉強こそがおもしろいですし、勉強の本質であるはずです。学生時代はどれだけがんばってもせいぜい100点しか取れませんでしたが、120点や150点という結果をわれわれは得ることができるのです。動的治療のようにどんどん良くなる、つまり攻めの勉強ができるようになります。

　同じ方向を向いている仲間が一緒に勉強するために群れることは、良いことだと思います。しかしながらそれは羊の集まりであってはなりません。それぞれの目的意識と自分から湧き出てくるやる気を持った山羊の集まりでなければ、単なる仲良しクラブで終わってしまいます。勉強会では「群れずにつながる」「和して属さず」というくらいの自分自身のアイデンティティー(identity)を持って参加したいものです。さて、あなたは羊？　それとも山羊？

Dr. Hiro's EYE ESSAY9

DNAから紐解く日本人の心

　2009年3月、あるDNA解析のデータが私のもとに届きました。それは私のY染色体を調べたもので、父方の系図を物語っています。genographic projectと名づけられたこのロマン溢れるリサーチは、ヒトのルーツや移動を地球規模で探索するものです。頬粘膜をこすぎとってアメリカのアリゾナ大学にそのサンプルを送り、ラボで解析してもらいました。世界中から10万以上のサンプルが集められた壮大なこのプロジェクトに、私も参加してみたわけです。DNAは両親からシャッフルして受け継いでいますので、両方の遺伝子が混ざっているのですが、Y染色体は男性にしかないため、男性の系図をたどっていくことができます。ちなみに女性の場合はミトコンドリアDNAを用います。

　さてその結果ですが、私の祖先は約5万年前にアフリカにいたらしいです。これは私のY染色体にみつかったM168というマーカーから推測されています。次にM89というマーカーがみつかったことから、約4万5千年前に北アフリカ、あるいは中東に移動したようです。そして約4万年前にイラン、あるいは中央アジア南部に移動しています。これはM9というマーカーからわかります。M214から約3万5千年前にユーラシア大陸、M175から東アジアにたどり着いていることがわかります。5万年前の祖先からいろいろ枝分かれした後、最終的に私のY染色体はハプログループO（haplogroup O）のメンバーに入るようです。

　このハプログループOは日本人の中では弥生人に属するとのことです。縄文人が先に日本に住み着いていましたが、私の祖先はその後に大陸からやってきたようです。現在日本には、縄文人の末裔も弥生人の末裔も混ざって存在します。これは日本人の性格を反映しているように見えます。たとえばヨーロッパを見てみますと、ネアンデルタール人が住んでいたところに、クロマニヨン人がやってくると、ネアンデルタール人が絶滅しました。おそらくクロマニヨン人によって滅ぼされたのでしょう。このようにもともと住み着いていた人間のところに外来の人間がやってくると、強いものだけが生き残るという生存競争が起こります。特に昔は食糧が限られていましたから（農耕が始まるのは約1万年前）、力の強いもの、知的なものが食糧を確保できたのでしょう。ネアンデルタール人はクロマニヨン人より体格が勝っていたにもかかわらず滅びたということは、"おつむ"がいまひとつだったのかもしれません。

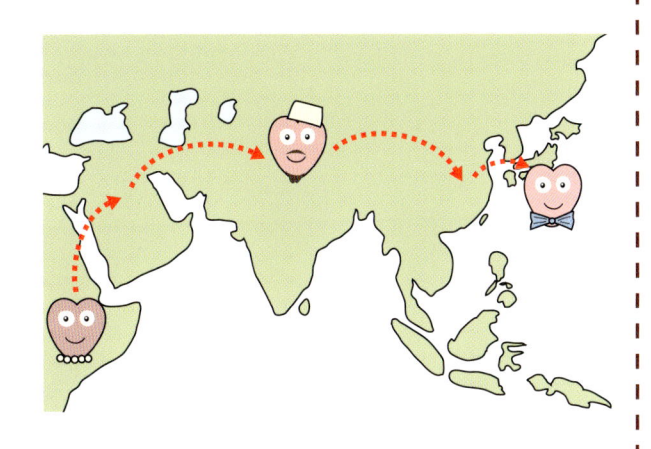

　さて、日本ではもともと住み着いていた縄文人も、後からやってきた弥生人も生き残りました。これは彼らが戦いを好まない、あるいは和を尊ぶような性格を持っていたからではないでしょうか？　そもそも縄文人は新天地を積極的に開拓というよりも、他の人間との戦いを避けるために日本にやってきたという意見もあります。国際社会で交渉が下手で、強気の態度もうまく取れない現代の日本人を見ていると、なんとなく納得できます。相手をつぶしてでも自分が前に出ようというような欧米人の性格であれば、歯科治療にも結果を求める風潮は理解できます。また波風をたてず、現状を容認するような日本人の性格であれば、たとえ結果をともなわなくてもプロセスを重視し、場合によっては妥協的メインテナンスになってもしょうがないというような風潮が出てくることも理解できます。そのため私たちは良い結果を求めるだけでなく、たとえ良い結果を得られなくても納得のいくプロセスを経ることが大事です。それが日本人患者のリコール率UPにつながるのではないかと、私ははるか5万年前の祖先に思いをはせながら考えています。

2 患者満足度の高いメインテナンス ──セルフケア編

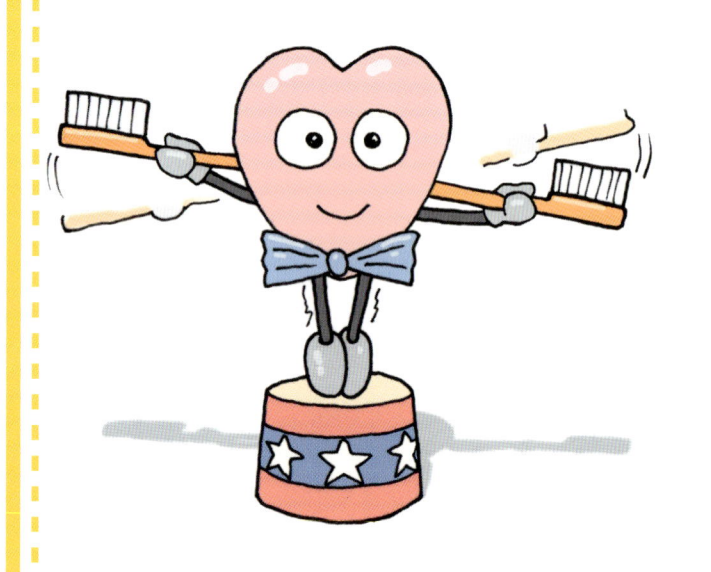

　ようやくたどり着いたメインテナンス。患者さんもわれわれも気が緩みがちですが、セルフケアレベルによって予後が変わります。前項のプロフェッショナルケアに引き続き、メインテナンスにおけるセルフケアについて患者満足度UPを念頭に考えてみたいと思います。

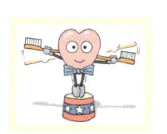

メインテナンスにおけるアンダーブラッシング

　動的治療という山を乗り越えてこられた患者さんの多くは、アンダーブラッシングを克服されています。レベルは千差万別ですが、メインテナンスまで脱落せずにがんばってこられた患者さんの多くは、かなり改善しているはずです。中にはブラッシングオタクになられた患者さんもおられることでしょう。
　もしまだアンダーブラッシングが残っていれば、どのようなことに気をつければよいでしょう？　アンダーブラッシングが原因でメインテナンス中に起こるトラブルは、歯肉と根面に現れます。歯肉では炎症によるポケットの再発です。動的治療の間にシャローサルカスができている場合であれば歯肉炎程度から始まるはずですが、ディープサルカスができている場合は長い上皮性付着が剥離して、突然深いポケットができる可能性もあります。あるいは妥協的メインテナンスで残存していたポケットが悪化するようなこともあるでしょう（**図3-12**）。
　根面に起こるトラブルでもっともやっかいなのが根面う蝕です（**図3-13**）。もともとう蝕リスクが高く、動的治療の間にそのリスクがあまり下がらなかった患者さん

Part 3　患者満足度の高いメインテナンス

アンダーブラッシングの歯肉への影響

シャローサルカス　→　アンダーブラッシング　→　歯肉炎の発症（歯肉の腫脹）

ディープサルカス　→　アンダーブラッシング　→　ポケットの再発（上皮性付着の喪失）

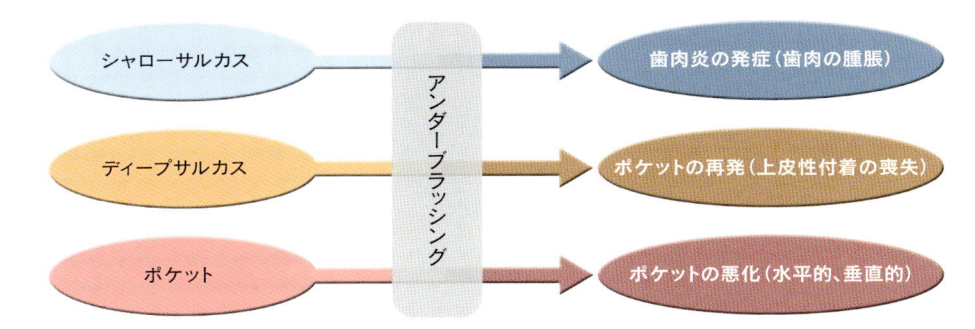

ポケット　→　アンダーブラッシング　→　ポケットの悪化（水平的、垂直的）

図3-12　動的治療後にシャローサルカスになったのか、ディープサルカスになったのか、あるいはポケットが残存しているのかによってアンダーブラッシングの影響が異なると考えられる。

アンダーブラッシングの歯への影響

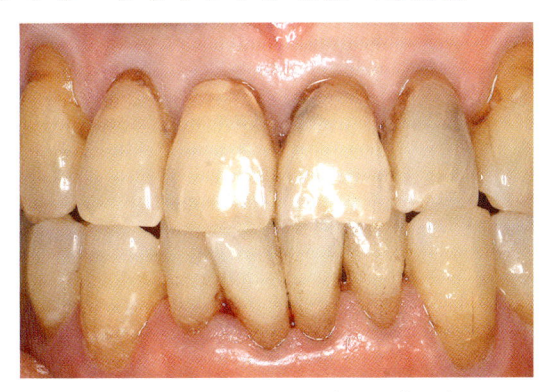

図3-13　動的治療後に露出した根面がアンダーブラッシングにより根面う蝕になることがある。ただブラッシングだけが原因ではなく、生活習慣や唾液量の減少などが複雑に絡んでいることが多い。

は、根面が露出しだすと急に根面う蝕が発生することもあります。またそれほどう蝕リスクの高くなかった患者さんでも、投薬の影響や加齢とともに唾液量が減少していき、根面う蝕がじわじわと起こることもあります。

メインテナンス患者さんはそれなりにブラッシングを努力されていますので、プライドを傷つけない配慮が必要です。患者さんは安心感を求めてメインテナンスにお見えのはずなので、不安感をあおるようなブラッシング指導は不適切でしょう。いつ来てもここが磨けていないという指摘を受けるのは、やりきれない気持ちになってしまいます。患者満足度を高めるためにも、プラス思考を心がけたいものです。

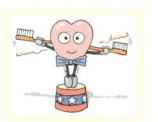

隠れた怪物　オーバーブラッシング

メインテナンス患者さんといえどもアンダーブラッシングには気をつけなければならないのですが、動的治療の延長でアンダーブラッシングに対する指導ばかりをしていると、思わぬ落とし穴に遭遇します。それがオーバーブラッシングです（**次ページ図3-14**）。そこでメインテナンス中に忍び寄ってくるオーバーブラッシングの対策を考えてみましょう。あくまで患者満足度UPを念頭においてください。

▶ オーバーブラッシング

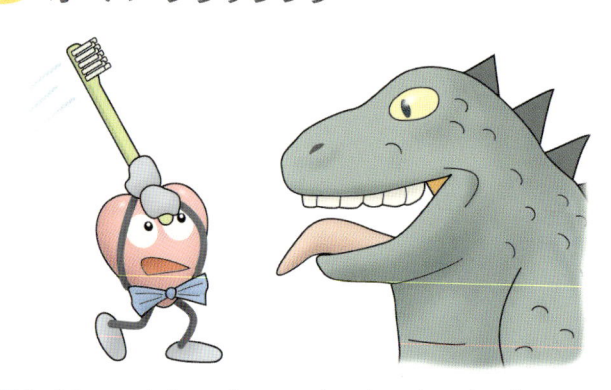

図3-14-a メインテナンスになると、オーバーブラッシングという目に見えない怪物が現れる。

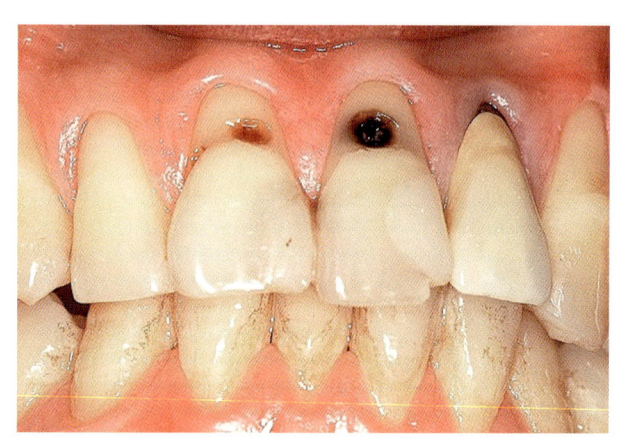

図3-14-b オーバーブラッシングによる歯肉退縮。長年のオーバーブラッシングにより、上顎前歯部唇側に顕著な歯肉退縮を認め、露出した根面がう蝕になっている。

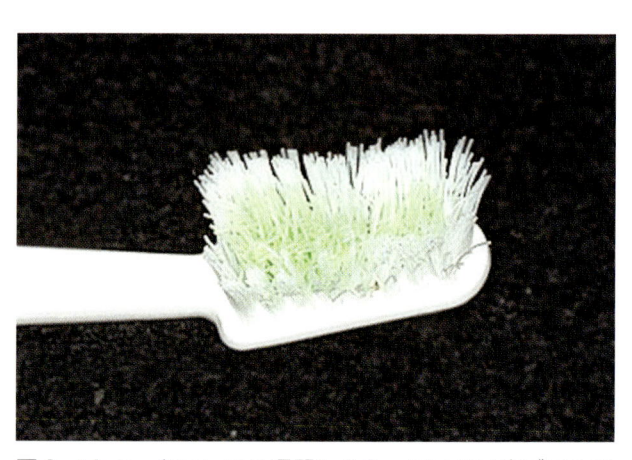

図3-14-c おろして2週間しかたっていない歯ブラシであるが、もうすでに毛が開いている。オーバーブラッシングの可能性が高いことを物語っている。

1．オーバーブラッシングの弊害を知ってもらう

　案外患者さんは、磨きすぎの弊害をご存知ありません。われわれも患者さんにブラッシングの指導をするときに、磨かないとどのように悪くなるかという説明はしても、磨きすぎるとどのように悪くなるのかまでは、お話していないことも多いでしょう。

　オーバーブラッシングで心配なのは歯肉退縮です。いったん進行してしまうと、歯周病における骨吸収と同じように基本的には元に戻りません。また知覚過敏の原因になることもあります。しみるのは自分のブラッシングが足りないためだと誤解して、さらにオーバーブラッシングをされる患者さんもおられます（図3-15）。

2．オーバーになるくらいがんばっていることへの賞賛

　オーバーブラッシングは言葉のとおりいきすぎているだけです。一生懸命ブラッシングされているスタンスに対して、まずは褒めるべきです。いきなり「磨きすぎだ」と指摘することは、患者さんの意欲を否定することになります。歯磨きが足りないからといってお尻をたたき、磨きすぎだからといって頭をたたくという指導は避けましょう。

オーバーブラッシングの悪循環

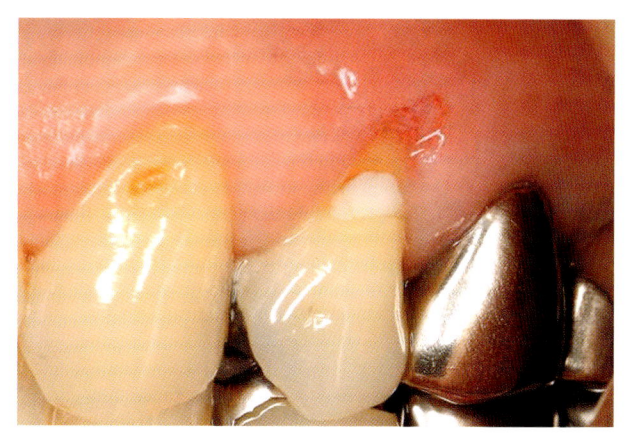

図3-15 オーバーブラッシングで歯肉に痛みが出たり知覚過敏が起こると、ブラッシングが足りないからだと勘違いして、さらにオーバーブラッシングを続けてしまう患者さんがいる。

小児用歯ブラシによるオーバーブラッシング

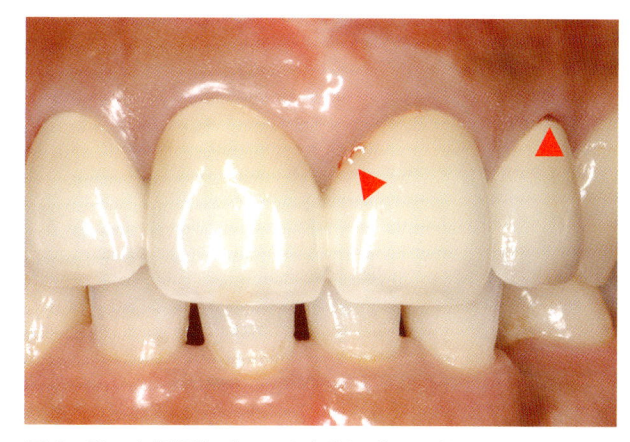

図3-16 小児用歯ブラシを無断で使用し始めたために、上顎左側前歯部に傷と初期の歯肉退縮が起こっている。

歯肉退縮リスク

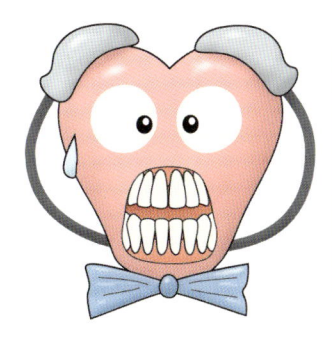

歯肉退縮体質
- 歯根上の歯肉や歯槽骨が薄い
- 歯列不正がある
- 歯の大きさと骨の大きさのバランスが悪い

図3-17 先天的に歯肉退縮を起こしやすい患者さんがオーバーブラッシングになると、歯肉退縮が急速に進行する可能性がある。歯肉退縮の原因を、患者さんのブラッシングだけにおしつけることがないよう、配慮が必要である。

3．オーバーブラッシングの原因を考える

ただ単にオーバーブラッシングといってもいろいろな原因があります。いつの間にかこちらの指定していない硬い歯ブラシに変更されていたり、指導を受けずにパワーの強い電動歯ブラシを使っていたりすることがあります（図3-16）。また着色が気になったり、知覚過敏が気になって強く磨いていることもあります。きれいな最終補綴物が入ったとたんにブラッシングをがんばりだす患者さんもおられます。強いブラッシング圧がかかるということにも何らかの背景や原因があるはずですので、その考察をしないと指導後に逆戻りするかもしれません。

4．歯肉退縮リスクをとらえる

歯肉退縮リスクの高い患者さんでは、特にオーバーブラッシングが心配です。歯肉や歯槽骨の薄い患者さん、歯列不正をともなう患者さん、歯と骨の大きさのバランスが悪い患者さんには、歯ぐきがやせやすい体質であることを知っておいてもらうことが大切です（図3-17）。

▶ 歯肉退縮の監視

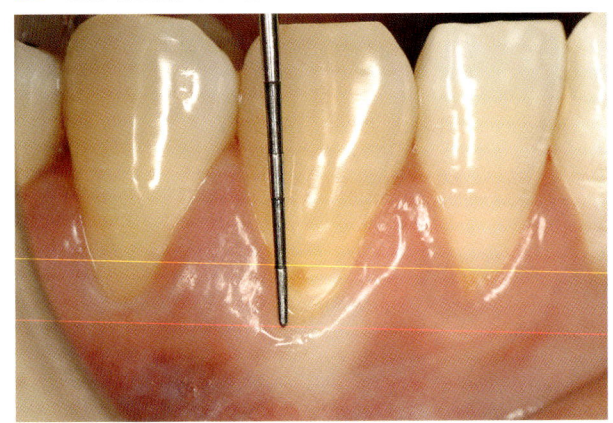

図3-18 歯肉退縮量をプローブで測定もしておくべきであるが、口腔内写真を定期的に撮影しておく方が小さな変化をみつけやすい。

▶ 術者磨き

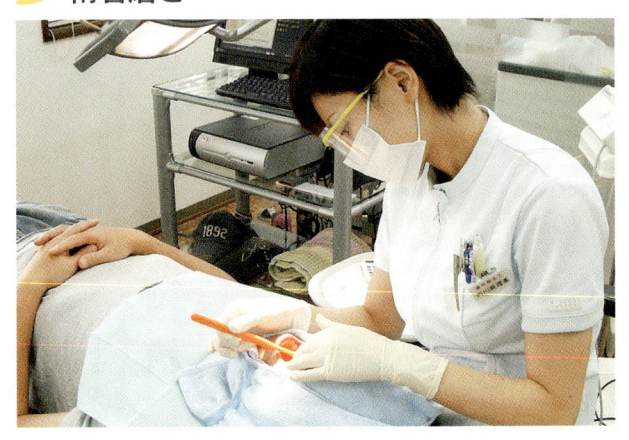

図3-19 正しいブラッシング圧やブラシの動かし方などを再確認していただくために、術者磨きは有効である。これはオーバーブラッシングだけでなく、アンダーブラッシングの指導にも使える。

5．歯肉退縮の監視

オーバーブラッシングにより歯肉に傷ができていないか、歯肉退縮が進行していないか、知覚過敏が起こっていないかはつねにチェックしておかなければなりません。

歯肉の傷や歯肉退縮は、口腔内写真が大きな威力を発揮します（図3-18）。以前の写真と比較することで患者さんも理解しやすく、われわれも、mm単位の歯肉退縮の計測より信頼できます。患者さんには写真を見てもらうことで注意を促すと同時に、それだけこちらが患者さんの口腔内を把握しているということが伝われば、より良い関係ができることでしょう。

6．ブラッシング圧の監視

使っている歯ブラシの硬さはどうでしょう？　どれくらいの期間で毛が開いてくるでしょう？　別の種類の歯ブラシに変更していないでしょうか？　このあたりの質問はみなさんもされていることと思いますが、話のもっていき方が重要です。もし歯肉退縮が進行しだしているのであれば、あくまで患者さんを責めるのではなく、原因を一緒に探すスタンスで望みましょう。そして正しいブラッシング圧を伝えるには歯ブラシを渡して患者さんにブラッシングしてもらいながら指導するよりも、術者磨きが有効です（図3-19）。メインテナンスで歯肉縁上のバイオフィルム破壊をするときに、術者磨きを取り入れるのはいかがでしょうか？

＊　＊　＊

良いことをしているつもりが裏目に出ているのがオーバーブラッシングです。これは、のどが弱いからと砂糖入りののど飴をなめていてう蝕になるようなものです。患者さんのがんばる意欲をそいでしまうことなく、うまく方向転換できるよう導いていきたいものです。

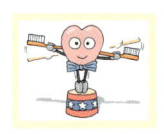

知覚過敏に要注意

メインテナンス患者さんでときどき悩みの種になるのが知覚過敏です。治療を受けているにもかかわらず歯がしみる、という不信感を持たれないようにするためにも、おさえるべきポイントをまとめておきます。

1．飲食のチェック

健康のためにとお酢や酸性水を常飲されていたり、スッキリするからと炭酸飲料を頻繁に飲まれる患者さんは、酸蝕症にともなう知覚過敏を起こす可能性がありま

酸蝕症によるエナメル質の脱灰

図3-20-a

図3-20-b

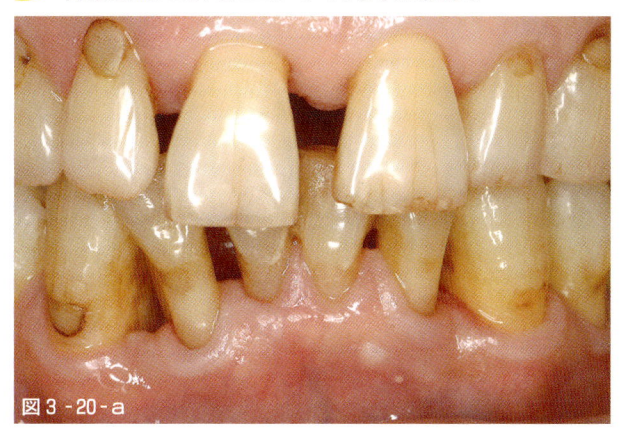

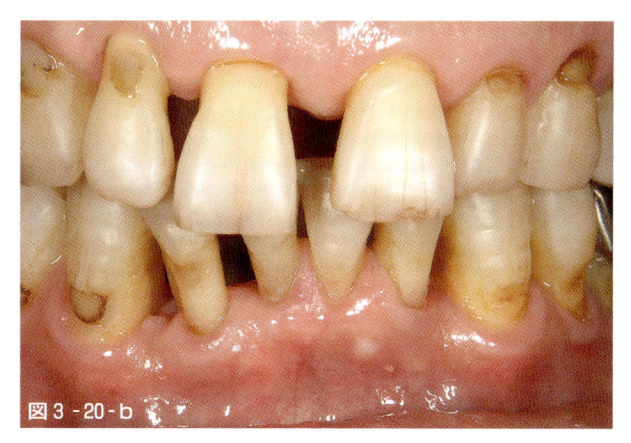

図3-20 酸性水の使用によりエナメル質表面が脱灰してきている。**図3-20-a**は酸性水の使用前、**図3-20-b**は使用後。

フッ化物配合歯磨剤

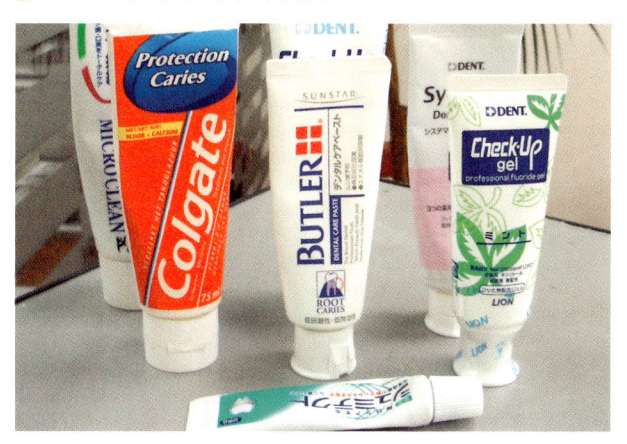

図3-21 日本国内でもフッ化物配合歯磨剤のシェアが上がり、TPTによるう蝕予防が簡単に導入できるようになってきた。

す（図3-20）。できればそのようなものの摂取は控えてもらいたいところですが、どうしてもやめられない場合は、ストローを使ってもらうなどの手段を講じましょう。

2．歯ブラシのチェック

硬い歯ブラシやストロークの大きいブラッシングは危険です。また指導を受けずに機械式の電動歯ブラシを使われることもリスクをともなうと思われます。

3．歯磨剤のチェック

着色がつきやすい患者さんや喫煙をされる患者さんは、強い研磨材の入った歯磨剤を使われていることがあります。往々にしてブラッシング圧も強くなっています。根面が露出している患者さんでは、歯磨剤はフッ化物入りで、研磨性の低いものを選んでもらった方がいいでしょう。またtoothpaste technique（TPT）によりそのフッ化物の効果を引き出す工夫も有効です（図3-21）。

アンダーとオーバーの修正

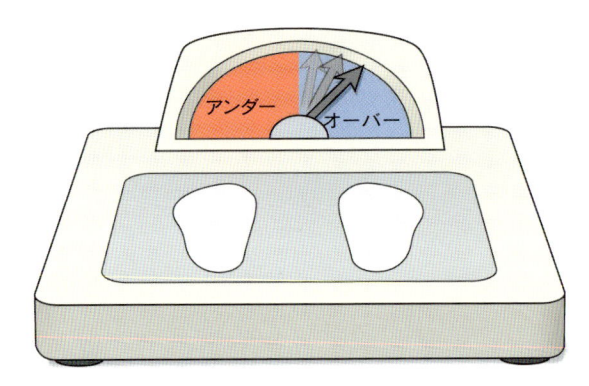

図3-22 患者さんによって、部位によって、時期によってブラッシングはアンダーになったり、オーバーになったりするので、そのつど微調整していく。

4．咬合のチェック

ブラキシズムが原因で知覚過敏の症状が出ることがあります。咬合調整やナイトガードの装着、あるいは自己暗示法の導入などが望ましいのですが、患者さんに理解していただくことが難しいことがあります。

＊　＊　＊

知覚過敏といってもいろいろな原因が考えられ、場合によってはいくつかの原因が重なっていることがあります。みなさんに原因を考える引き出しがたくさんあれば、患者さんの苦痛を取ることができるかもしれません。歯ぐきがやせているからしみるんだ、という単純な説明からは脱却したいものです。たくさんの引き出しを持つことで信頼が高まることが、患者満足度UPにもつながるでしょう。

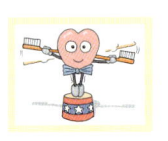

バランスの取れたブラッシング

結局、メインテナンスに限らずブラッシングは、バランスが大切ということがわかります。ついついわれわれは、患者さんに歯磨きをがんばってとエールを送ってしまいますが、実はそんなにがんばってするものでもなく、程よいレベルを保っていただくくらいがいいのではないでしょうか？　人はブラッシングをするために生きているわけではありません。定期健診の直前だけがんばる患者さんもおられれば、自分は劣等生と笑いながらアンダーブラッシングに居直る患者さんもおられます。逆にストイックなまでにブラッシングをされる患者さんもおられます。患者さんのペースに合わせて気長にアンダーやオーバーを修正していきましょう（**図3-22**）。メインテナンスでは、患者さんの脱落がもっとも怖いリスクなのです。

まとめ

　メインテナンスまでたどりついた患者さんには、後戻りのアンダーブラッシングやゆきすぎのオーバーブラッシングの両方に要注意です。また動的治療で歯肉退縮や付着の獲得が起こっているところでは、個別の注意も必要です。バランスのとれたブラッシングで長期ロードを乗り越えていきましょう。

▶▶▶ ポイント1 ブラッシングはバランスが大切

▶▶▶ ポイント2 歯肉退縮はリスクをとらえ、監視し、根面う蝕予防を行う

▶▶▶ ポイント3 知覚過敏はまず原因を考える

Dr. Hiro's EYE ESSAY10

診療室の内と外のお洒落

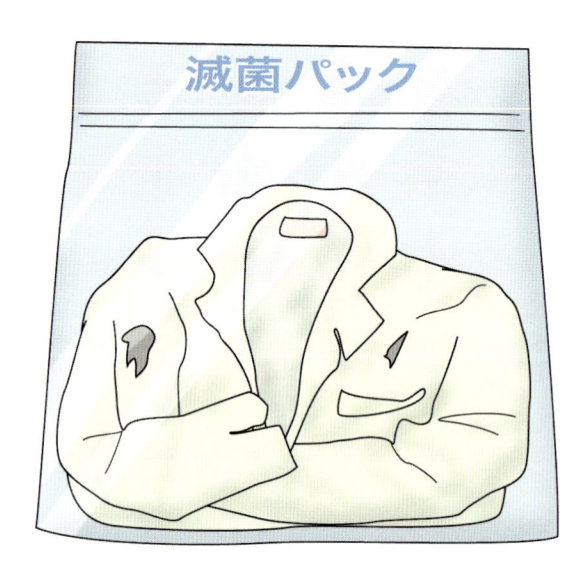

　最近の歯科衛生士さんはみなさんお洒落ですね。もちろんベースに流行はあっても、自分なりの個性も大切にしているところは、私のような世代ではなかなか真似のできないところです。私の学生時代はアイビーやトラッド全盛のときで、センスがないぶん雑誌などで一生懸命勉強（？）していました。陸上部で吐くまで走り、バンドで指先の感覚がなくなるくらい練習していた時代ですから、いかに学校の勉強がいい加減なものであったかばれてしまいますね。トラッドには古い歴史があって、素材やそのネーミングにもいろんなこだわりなどがあるので、とっても奥深いファッションです。またある程度の決まりごともあるので、それをきちっと守れば間違いのない格好になりますが、そこをどれだけ外すかということも楽しいこだわりとなります。

　ところで診療室ではみなさんの服装はどうでしょう？　もちろん白衣といわれるような服装をされていると思います。どんなことに気をつけていますか？　プライベートの延長はなかなかなじまないかもしれませんね。まず大事なのは清潔感です。清潔であることと、清潔感があることは別です。オートクレーブにまでかけて無菌状態にしたボロボロの白衣と、無菌ではないけれどもきれいにアイロンのあたった色あせていない白衣では、どちらの好感度が高いでしょう？　細菌学的に清潔であることと、清潔に見えることは必ずしも同じではありません。清潔であれば良いというだけでなく、清潔感があるということも考えた白衣を心がけたいものです。

　私は古い人間になってしまったのか、茶髪やたくさんのピアス、長い爪や派手なマニキュアは、NGです。おそらく私と同じあるいはそれより上の世代の患者さんも同じ気持ちになるのではないでしょうか？　患者さんによってはまったく気にされない方もおられるとは思いますが、少なくともマイナスのイメージの沸く可能性のあるような身なりは控え、最大公約数的な服装を心がけた方が無難です。ファッションはあくまで個人の自由なのですが、同じ言葉でも服装や身なりで伝わり方が変わってしまうようでは考えなければなりません。「人は見た目が9割」という本がベストセラーになり、「女は見た目が10割」という本まで出て、世は見た目も大切という認識が強くなっているようです。プロフェッショナルな歯科衛生士としてふさわしい服装や身なりとはどんなものか、考えてみる価値ありです。

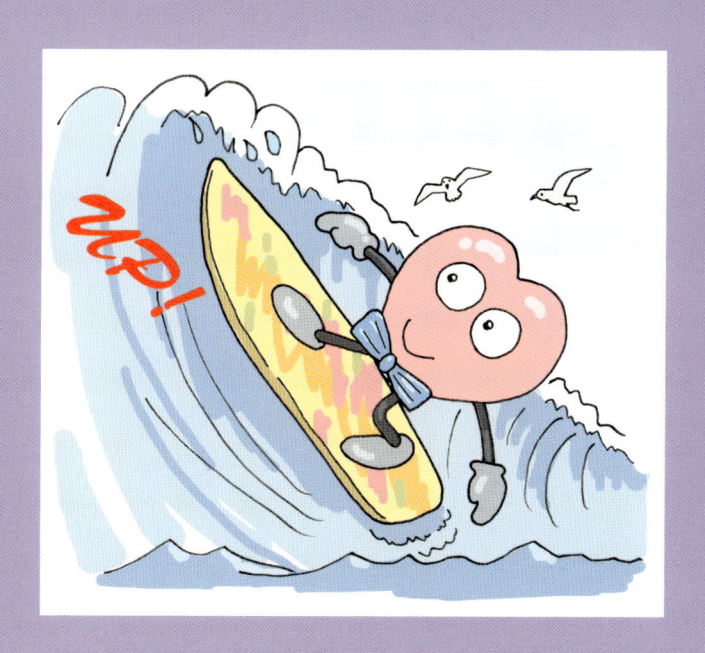

Part 4

患者満足度を
上げるための方向転換

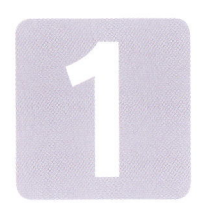

1 患者満足度 UP のための方向転換──Part I

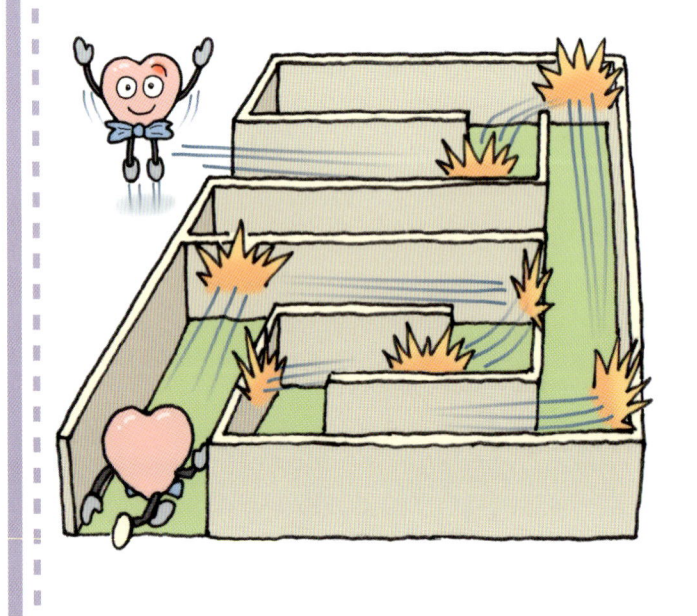

　指導がいつのまにか指示になっていませんか？　指導は患者さんを進むべき方向に導くものです。指導で壁にぶつかったときに壁をぶち破るパワーをつけるよりも、自分が方向転換するだけでスルッとすり抜けられるかもしれません（**図4-1**）。患者さんではなく、あくまで自分が方向転換するだけで状況がガラっと変わることがあるのです。

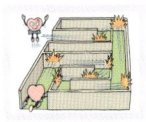

指示から質問への方向転換

1．命令形から質問形へ

　「～してください」や「～しないでください」という指示はストレートに指導できますが、この効力が案外弱いということをみなさん経験していることと思います。特に、何度指導しても変わってくれない患者さんに対して同じように指導しても、暖簾に腕押しです（**図4-2**）。担当歯科衛生士は何度指導しても改善しないと嘆き、患者さんは何度も同じことを言われてうんざりだと思っているわけです。こういう膠着状態のときには、こちらが方向転換しない限りずっと平行線です。その方向変換の1つに質問をするという戦略があります。

　たとえば下顎右側にプラークが残っている患者さんに、どのように声をかけますか？　実は前回下顎右側にプラークが残っていることを指摘していた、という前提で考えてください。ストレートな指示では、「右下をしっかり磨いてください」や「右下に気をつけて磨いてください」といったところだと思います。これを質問形にしてみましょう。

　「右下に気をつけて磨いていますか？」はどうでしょ

104

Part 4 患者満足度を上げるための方向転換

▶ 壁にぶつかったとき……

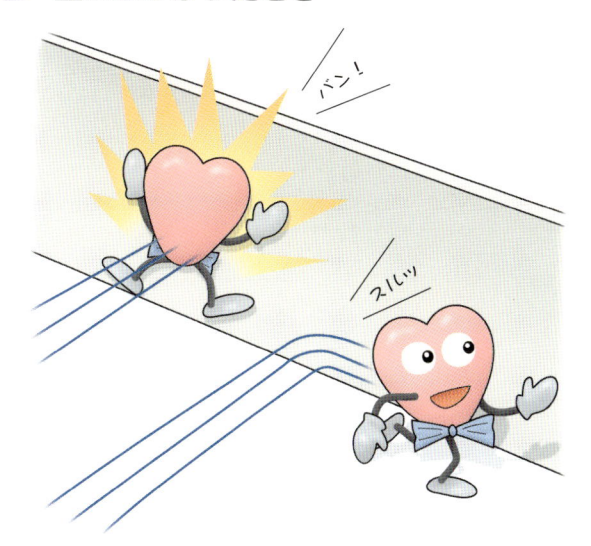

図4-1　壁をぶち破るパワーをつけるより、方向転換する知恵をつける方が有効なことが多いと思われる。

▶ 暖簾に腕押し

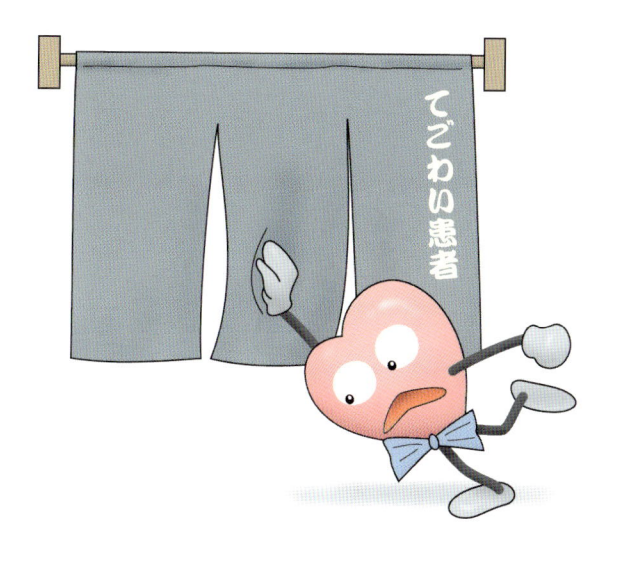

図4-2　こちらの思いとは裏腹に手ごたえのない患者さんもいる。

▶ 閉じた質問と開いた質問

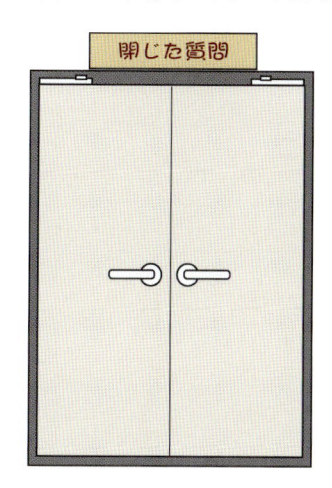

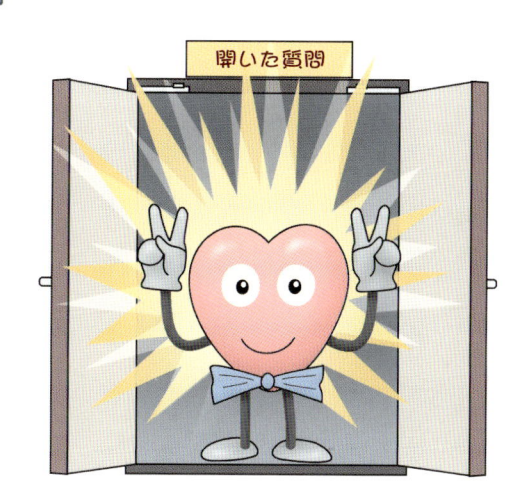

図4-3　どうしても閉じた質問ばかりしてしまいがちなので、開いた質問もうまく取り入れたいものである。

う？　これは多少前回注意したことを守っているかというような、一見確認とも思えるものの、その裏には「気をつけて磨いていないでしょう」という責めの雰囲気を持っています。もちろんこのような戦略もあります。コミュニケーションが十分とれている患者さんとの会話でしたら、多少押したり引いたりという駆け引きは許されますし、患者さんも「まったく忘れてた」というように返してくれるかもしれません。

　この手の質問は基本的にYESあるいはNOで答えることのできる単純なもので、「閉じた質問（closed question）」といわれます（**図4-3**）。クローズな質問の良くないところの1つは、答えが返ってきた後の会話

命令形から質問形へ

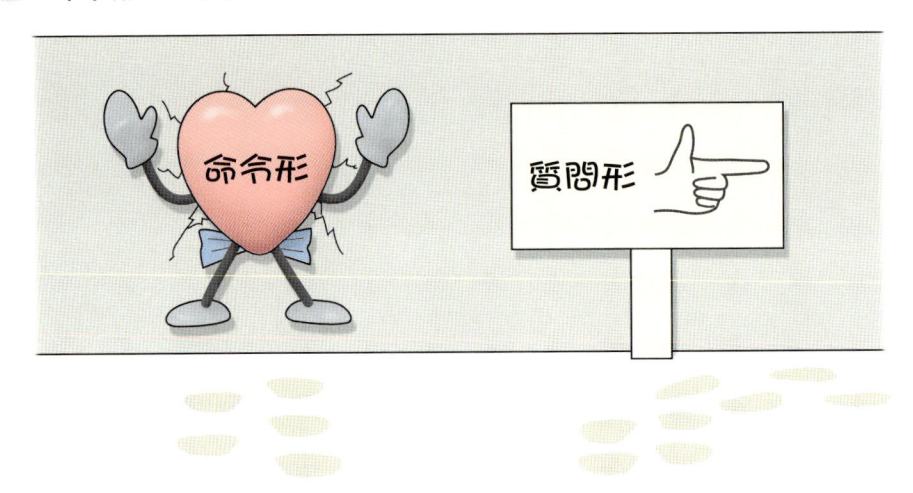

図4-4 同じような内容を伝えたいときでも、文の形を変えることでスムーズなコミュニケーションができることがある。

が続きにくいということがあります。YES や NO の後の会話をこちらが用意していないと、話は終結してしまいます。また患者さんの記憶として会話の内容が残りにくいということもあります。

それでは、「開いた質問（open question）」にするというのはどうでしょう？（図4-3） 開いた質問にすると「どこに気をつけて磨いていますか？」となりますが、これはどのように患者さんに伝わるでしょう？ 患者さんがこの質問に答えるには、YES や NO ではだめなわけで、患者さんはいろいろ考えながら答えを探されることでしょう。もっとも望ましいのは、前回担当歯科衛生士が説明したはずの下顎右側を、気をつけて磨くことを忘れていたと患者さん自身が気づくことです。この気づきは何度も下顎右側を磨きなさいと指導するよりも、はるかに効果があります。もし気づいてくれない場合は多少誘導してもいいでしょう。

今まで命令形や肯定形で指導していた内容を質問形にするだけで方向転換ができることがあります（図4-4）。しかもそれを閉じた質問にするのか、あるいは開いた質問にするのかで、その後に続く会話がガラっと変わってきます。すぐ実行できそうな方向転換ですね。

2．開いた質問

前回の指導内容を確認するときに「前回お話したようにがんばっていますか？」というような閉じた質問をしてしまいがちです。患者さんは YES と答えているにもかかわらず、実際口腔内を見てみるとぜんぜん変わっていないということもよく経験します。それでは開いた質問を使うとすればどうなるでしょう？

「前回お話した方法でやりにくいところはありますか？」「前回お話した方法をされて何か変わりましたか？」「磨く時間が長くなって何か変わりましたか？」などいろいろ考えられます。前回指導したことをちゃんと行っているという前提で話をしていますので、軽いプレッシャーになってしまうかもしれませんが、話の展開が良い方向に向かいそうな予感がしますよね。

良いところと悪いところ

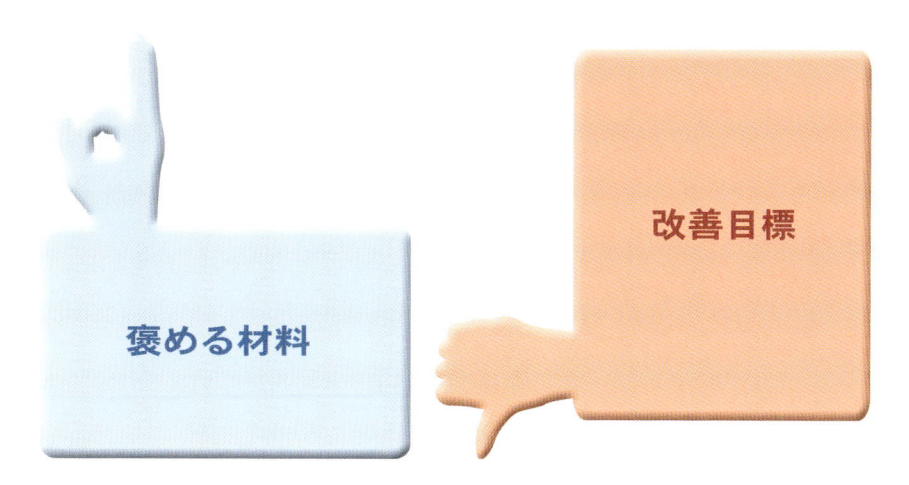

図4-5　良いところと悪いところが混在するときには、まず良いところを褒め、その後で悪いところを次なる課題にすることが大切。

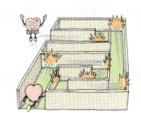

指示から課題への方向転換

1．良いところは褒める材料、悪いところは改善目標

普通、われわれは悪いところをみつけてそれを改善するための指導をします。つまり悪いところに対して指示を出すわけです。逆に指示をしていない他のところは、実は良いところということになります。たとえば28本の歯が揃っている患者さんが、メインテナンスにお見えになってプロービングをしたとします。6点法で168ヵ所のうち、3ヵ所ほど少しプロービング値が上昇したとしましょう。まじめな担当歯科衛生士は、その3ヵ所を良くしたいという思いから3ヵ所が悪くなっていることを患者さんに伝え、それを改善するための指導を始めます。一見普通に思えるこの指導方法に、私は"待った！"をかけたくなります。

168ヵ所のうち確かに3ヵ所悪化したのですが、残りの165ヵ所は現状維持あるいは改善しているのです。まずは165ヵ所を褒めて一緒に喜ぶことから始めるべきでしょう。ほとんどの部位が良い状態なのですから、患者さんにはおおむね良好であることを伝えて間違いはないと思います。その後で3ヵ所だけ数値が上昇しているので、そこさえ改善すればパーフェクトであることを伝えます。良いところを褒める材料にして、悪いところは次なる改善目標にする。しかも良いところの話から始めるという順番も大切です。逆の順番にしてしまうと患者満足度は高まりにくいでしょう（**図4-5**）。

2．ネガティブアプローチとポジティブアプローチ

悪いところがあってもそのとらえ方、指導の仕方によって患者さんのやる気が変わってきます。「ここをちゃんと磨かないと悪くなる」というネガティブアプローチ（negative approach）ではなく、「ここをちゃんと磨くと良くなる」というポジティブアプローチ（positive approach）を基本とする方が、プラス思考になりやすいでしょう（**次ページ図4-6、69ページ図2-17**）。現状維持が目標のメインテナンスでは良くなるという体験は少ないはずですが、動的治療の間にプラス思考が芽生えていれば、現状維持でも立派なプラスであることを実感してくださることと思います。

ポジティブアプローチとネガティブアプローチ

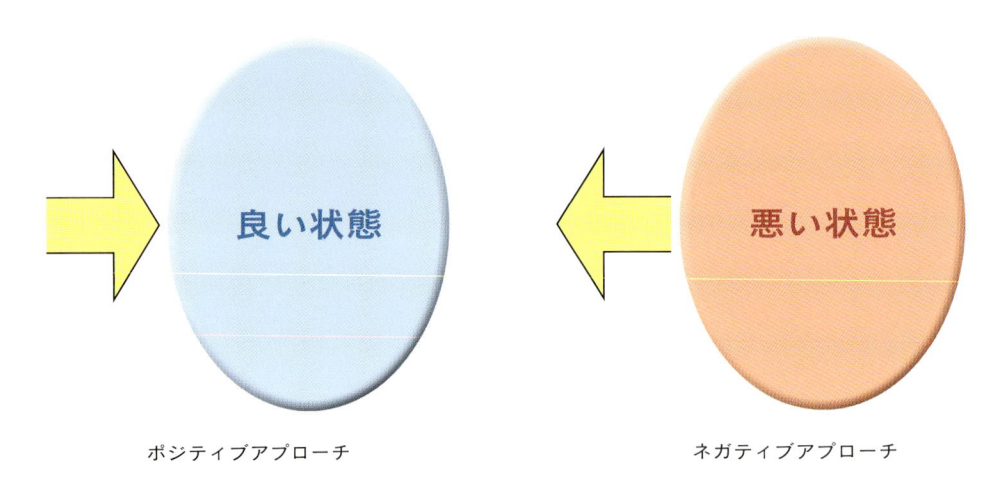

図4-6　良い状態に近づこうとすることがポジティブアプローチ、悪い状態から遠ざかろうとすることがネガティブアプローチである。

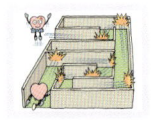

患者さんに合わせた方向転換

患者さんの性格や考え方、価値観は千差万別です。同じ言葉をかければ同じ反応が返ってくる、というわけではありません。ここではちょっとユニークな患者さんのタイプ分けをして、それぞれに対するアプローチを考えてみましょう(図4-7)。

1．体に良いことをしたいタイプ

もっとも指導をしやすいタイプの患者さんです。こちらが勧める器具や方法に、熱心に耳を傾けてくださいます。新しいことを始めるときにも積極的に実行してくださいます。こちらにとっては優等生でしょう。

2．体に悪いことを排除したいタイプ

体に良いことよりも悪いことに敏感な患者さんがおられます。たとえばエックス線写真の撮影を拒否されたり、フッ化物の体への悪影響を過敏なまでに心配されたりするような患者さんです。このような患者さんに体に良いからと何らかの器具や方法を説明するよりも、体に悪いからとそれ以外の器具や方法をしないよう指導する方がすんなり受け入れてもらえます。どうしても物事の悪い面を見てしまうマイナス思考の患者さんに、無理やりプラス思考に持っていこうとしても失敗することがあります。マイナス思考を逆手にとる作戦の方が良いこともあるのです。

3．体に悪いことをそのままにして、それを良いことでカバーしようとするタイプ

だんだんやっかいな患者さんになってきます。たとえば、たばこを止めずにスポーツジムに通ったり、サプリメントを飲んでいる人です。体に悪いことを止めることの方がはるかに有効と思われても、止めようとしません。でもこのようなタイプの患者さんでも、悪いことをしているという認識はあるので、まだまだ脈はあります。地道に悪いことに対する良いことの比率をUPさせていくことが大切です。もしそれで患者さんが改善を実感すれば、しめたものです。

患者さんのタイプ分け

良いことをしたいタイプ　悪いことを排除したいタイプ　悪いことをそのままにして良いことでカバーしたいタイプ　興味のないタイプ

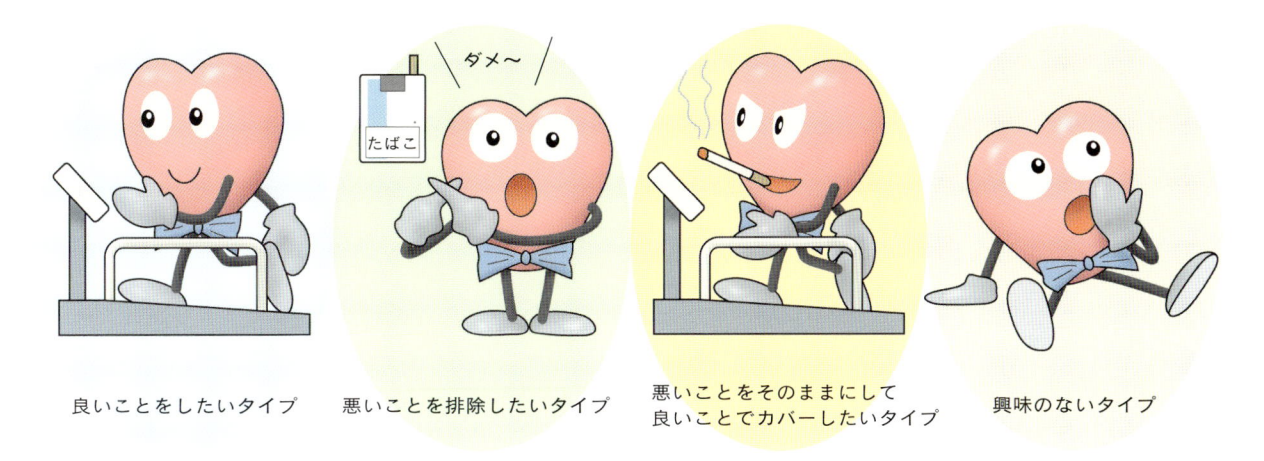

図4-7　患者さんのタイプによってアプローチを変えた方が、指導も実を結びやすいだろう。

4．体に興味のないタイプ

　ここまでくると、その人の価値観の問題になるのかもしれません。何か大きなきっかけでもない限り、その人の価値観は変わることはありません。その大きなきっかけをわれわれが作れるかというと、きわめて難しいでしょう。でも歯科医院に通院されているということは、まだ脈はあります。もっとも難しいのは、歯科医院にお見えにならない患者さんだからです。

　体に興味がなくても歯を治したいという気持ちはお持ちなので、医療サイドと患者さんの共通の目標を模索する必要があるでしょう。そのためには傾聴が基本です。一方的に目標設定をしても、患者さんは見向きもしてくれないかもしれないからです。目標設定は具体的な、改善しやすい目標を採用しましょう。BOP率やプラークスコアーを20％以下などというような漠然とした目標よりも、「上顎左側臼歯部舌側のBOPを少なくする」といった目標の方が到達しやすいですし、良くなった実感が湧きやすいです。

　また、あらかじめどのような変化が起こるかを予知しながら指導するのも良いかもしれません。実際のデータでその変化を見てもらうと、われわれを信じてもらえるようになるでしょう。そしてどんなに無口で反応が少なくても褒めることを忘れないことです。本人を直接褒めるのもいいでしょうし、もし家族が一緒に来院されているようでしたら、家族に褒めると間接的に伝わって有効なことがあります。

まとめ

　大きな方向転換を3つ提示しました。行動心理学やカウンセリングに基づくような方向転換ではなく、まったく私の経験から発したものです。患者さんの多くは人生の大先輩ですから、相手を変えようなどとは考えず、自分が方向転換することで打開策を見出す方が近道ではないでしょうか？

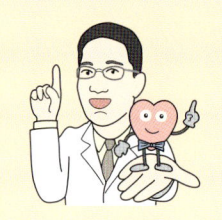

>>> **ポイント1** 命令形の指示から質問形に変える。また質問でも、閉じた形や開いた形を考えてみる

>>> **ポイント2** モチベーションの長期維持にはポジティブアプローチ

>>> **ポイント3** 患者さんの性格を考えてみる

Dr. Hiro's EYE ESSAY11

発想の転換

　視点を変えると違ったものが見えてきます。コップは横から見れば四角ですが、上から見れば丸です。同じものを眺めるときでも、こちらの見方を変えると新しい見え方がしてくるものです。抗炎症剤にもそのようなことが起こっています。

　非ステロイド系抗炎症剤（NSAID）は鎮痛、解熱作用があることから薬局でも売られていますし、われわれも外科処置の後や急性症状のある患者さんに処方することがあります。このNSAIDはアラキドン酸カスケードをブロックすることで抗炎症効果を発揮すると考えられています。細胞膜に埋まっているアラキドン酸が代謝され、プロスタグランディンのような物質ができると痛みや腫れの原因になるのですが、それをブロックしてくれるのがNSAIDというわけです。そのため炎症の起こっている患者さんにはNSAIDを処方し、炎症を改善しようと試みます。ただ感染症の場合、細菌によってその炎症が起こっているわけですから、細菌を抑えるための抗菌剤の処方を主とし、抗炎症剤の処方は従というところでしょう。この場合、「細菌→炎症」という見方をしています。ここで見方を変えてみましょう。炎症をコントロールすると細菌はどうなるかということです。

　今までの炎症論では、プロスタグランディンのような物質が出てきて炎症が起こっていくということで話が終わっていました。炎症が治まるときには、どうなっていくのかは案外最近わかってきたことです。炎症が消退するときにアラキドン酸からはリポキシン（lipoxin）が、エイコサペンタエン酸からはリゾルビン（resolvin）、ドコサヘキサエン酸からはプロテクチン（protectin）という物質が作られ、それらが炎症を鎮めていくといわれています。protected lipid mediator（PLM）と呼ばれるこれらの物資は、好中球やマクロファージのはたらきを抑え、最終的にアポトーシスという自殺に追い込みます。おもしろいことにNSAIDの1種であるアスピリン（aspirin）はこの反応を促進します。

　健康オタクの方は気づかれたと思いますが、エイコサペンタエン酸やドコサヘキサエン酸は、体に良い不飽和脂肪酸として有名です。背の青い魚などに含まれている油（オメガ3脂肪酸）です。このオメガ3とアスピリンの組み合わせにより、炎症を消すことができる可能性が出てきました。実際ウサギなどの実験ではうまくいったようです[1]。

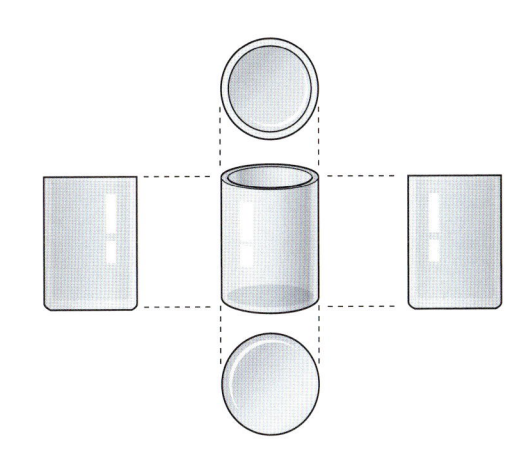

　その実験でおもしろい結果が出ました。なんと歯周病菌が減ったのです。今までは歯周病菌をSRPなどで減らすことにより、炎症を改善しようというアプローチでしたが、炎症を改善することで結果として歯周病菌を減らすというアプローチもあるということが証明されました。まさに発想の転換です。これは炎症が改善することにより歯周病菌の食糧が減るのがメカニズムの1つに考えられているようです。

　では体に良いといわれているオメガ3やオメガ6といわれるような油を摂取し、アスピリンを飲めば歯周病が改善していくのか……というと、まだまだわかりません。閉塞感のある治療でも違う視点からアプローチすると、案外突破口がみつかるかもしれないという、1つの例として考えていただければ幸いです。

参考文献
1. Hasturk H, Kantarci A, Ohira T, Arita M, Ebrahimi N, Chiang N, Petasis NA, Levy BD, Serhan CN, Van Dyke TE. RvE1 protects from local inflammation and osteoclast-mediated bone destruction in periodontitis. FASEB J 2006 ; 20(2) : 401-403.

2 患者満足度UPのための方向転換──PartⅡ

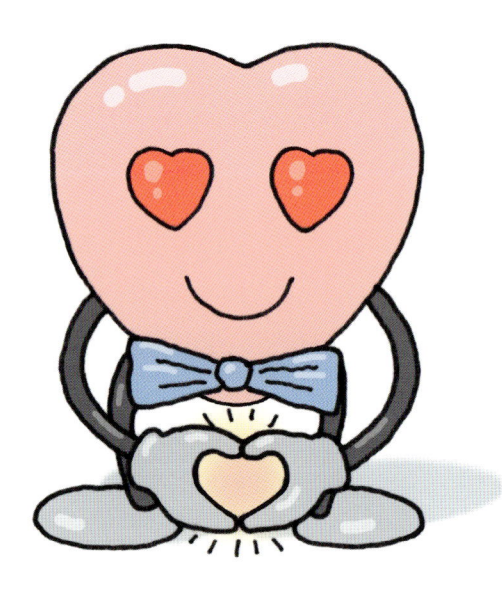

前項からお話している方向転換の続きとして、患者満足度UPについて仕上げとしたいと思います。

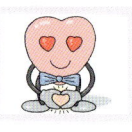

OKラインの方向転換

患者さんのセルフケアレベルを見て、われわれがOKとするかNGとするかの境界線、つまりOKラインについて考えてみたいと思います（図4-8）。OKラインの設定は、歯科衛生士それぞれで異なると思います。極端な話、同じ患者さんであっても、ある歯科衛生士はOKを出し、ある歯科衛生士はダメ出しをすることもありえるわけです。これは各歯科衛生士のレベルや個性、経験が異なるわけですから当然です。このことに言及するつもりはありません。しかしながら、もし1人の歯科衛生士のOKラインがまったく固定してしまい、融通の利かないものになっているとしたら問題です。いろいろな患者さんのいろいろな状況に合わせたOKラインを考えられる柔軟性が臨床では大切です。

- この歯周組織の状態なのでOK
- この人のスキルでこの状態だからOK
- この生活の忙しさでこの状態であればOK
- この性格でこの状態であればOK
- この前と比べて今日この状態であればOK

など状況に応じたOKラインの設定により、患者さ

Part 4　患者満足度を上げるための方向転換

▶ OK ラインの設定

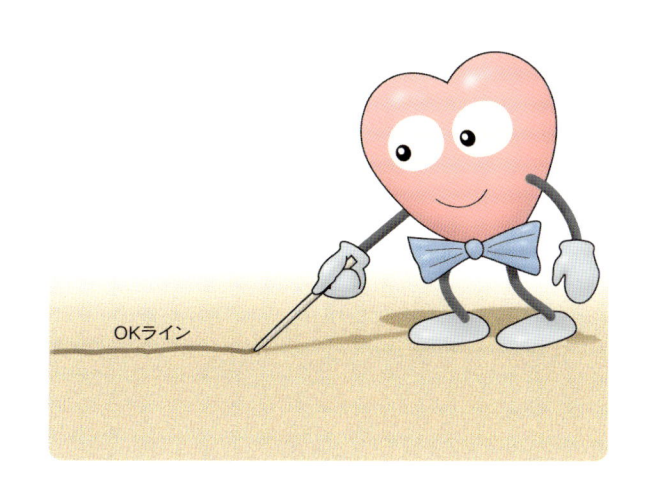

図4-8　患者さんの性格や生活環境、リズム、スキル、価値観などに合わせた OK ラインの設定が望ましい。

▶ 裏のメッセージ

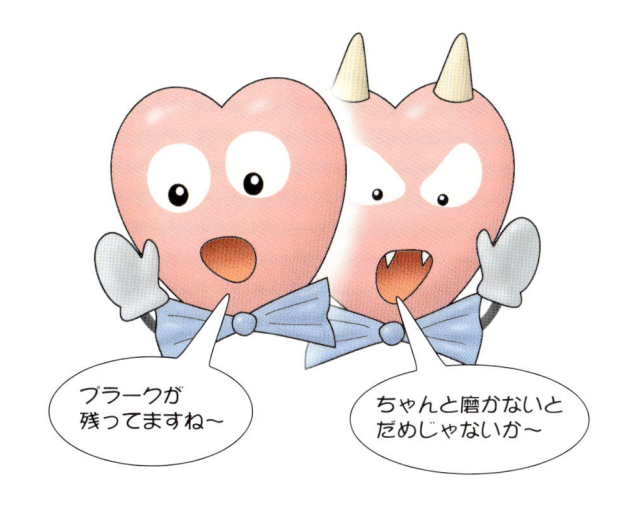

図4-9　言葉には表面的な意味と裏の意味があることがある。裏のメッセージの方が患者さんにはきつく突き刺さることがあるので、気を配りたいものである。

んは救われた気持ちになります。テストの合否ラインのかさ上げをしなさいというわけではありません。厳密にNG を出すのではなく、融通性を持って OK を出すことで患者さんがついてきてくれることもあると理解してください。

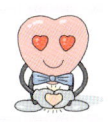

使う言葉の方向転換

1. 責める言葉の回避

患者さんを追い込むような言葉は有効なこともありますが、だいたいにおいてマイナス効果が大きいように思います。たとえばある部位にプラークが残っている状況を設定してみましょう。

「〜にプラークが残っています」という言葉は単純に事実を伝えているのですが、患者さんにしてみれば「ちゃんと磨かないとだめじゃないか」という裏のメッセージを感じることと思います（**図4-9**）。つまり責める言葉に聞こえてしまうわけです。それではこれを他の表現で表すとすれば、どのようなものがあるでしょう？

- 〜を磨き忘れています。
- 〜が苦手なようです。
- 〜がポイントです。
- 〜さえ気をつければ完璧です。

どうでしょう？　あなたが患者さんだとすればどのように言われたいですか？　言葉の裏のメッセージにも気を配り、相手の立場に立った言葉の選択で患者満足度はUP します。なぜなら人生の大先輩である患者さんには、言葉を選択しているという気配りも一緒に伝わるからです（**次ページ図4-10**）。

診療室で担当歯科衛生士が患者Aさんに話をしているのが聞こえてきます。「Aさんなら硬い歯ブラシを使わなくても十分プラークは取れると思いますよ」。私は他の患者さんを治療しながらとてもいい気持ちになりま

▶ 言葉の付帯物

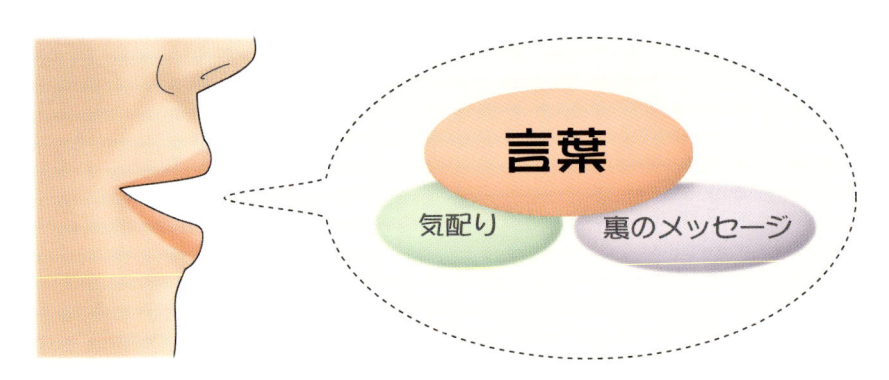

図4-10 われわれの口から出た言葉には、裏のメッセージや気配りなどいろいろな付帯物があり、それも患者さんに伝わる。

した。患者さんはみなさん硬い歯ブラシほどプラークが除去できると思い込んでおられます。歯肉退縮リスクの高い患者さんには硬い歯ブラシはよくないと説明しますが、ついつい「硬くなくてもプラークは取れます」と一般論で伝えてしまいます。でもここに"Aさんなら"という特別扱いした言葉を入れ"取れると思います"と婉曲的な表現にすると、ずいぶんソフトに、しかも「言うとおりにしてみよう」と思わせるような伝え方になります。

質問をするときに何を主語にするかで伝わり方が変わります。たとえばブラッシングにどれくらいの時間をかけているかを聞きたいとしましょう。「ブラッシングの時間はどれくらいされていますか？」というのと、「ブラッシングにはどれくらい時間がかかりますか？」では微妙に違います。英訳すると前者は"How long do you brush your teeth?"あるいは"How long do you spend your time brushing your teeth?"となりますが、後者は"How long does it take to brush your teeth?"となります。つまり前者の主語はyouであり、後者の主語はitです。日本語でも前者は"あなたは"どれくらい時間を"かけているのか"という積極性を感じますので、裏のメッセージとして「時間をあまりかけていないのではないですか？」というニュアンスが伝わります。それに対して後者の日本語は、主語が多少ぼやけていて、しかも時間を"かける"ではなく"かかる"にしている分、その人を責めるようなニュアンスが薄くなります。

このように責める言葉を避けることにより患者さんに労わりの心も伝わりますので、どのように患者さんに伝えるかをそのつど配慮しなければなりません。自分の指導がワンパターンになって悩んでいる歯科衛生士さん、方向転換の光は見えてきたでしょうか？

2．助詞は助けてくれる？

日本語というのは本当に微妙な表現が可能です。たとえば次の3つの表現をどのように感じるでしょう？
①右下はきれい。
②右下がきれい。
③右下もきれい。

単なる助詞の違いですが、ずいぶんニュアンスが変わってきます。①の表現ですと、裏のメッセージに他に問題があるということが伝わります。このような表現を受け入れられるのは、叱って育つタイプの患者さんでしょう。それに対して②はどうでしょう？　他の部位よりも、まず右下がすばらしいというメッセージが伝わります。褒めて育つタイプの患者さんにはうってつけではないでしょうか？　最後の③はどうですか？　他の部位

Part 4　患者満足度を上げるための方向転換

助詞は助けてくれる？

ここはきれい　　ここがきれい　　ここもきれい

叱って育つタイプ　　褒めて育つタイプ　　凹みやすいタイプ

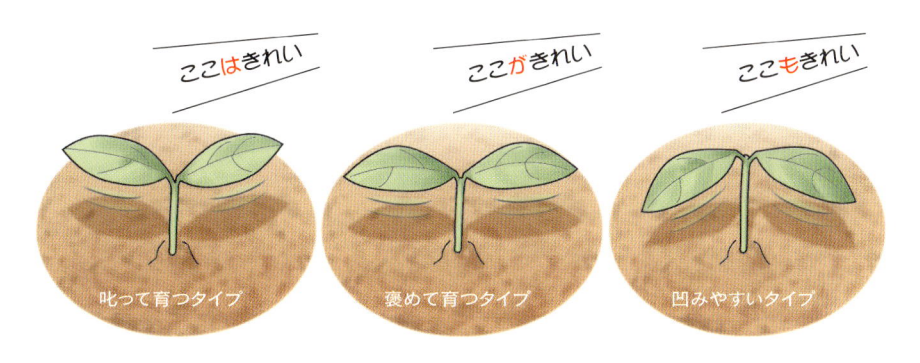

図4-11　日本語の持つニュアンスは、助詞1つの変化で変わってしまう。

言葉から体験への方向転換──術者磨き

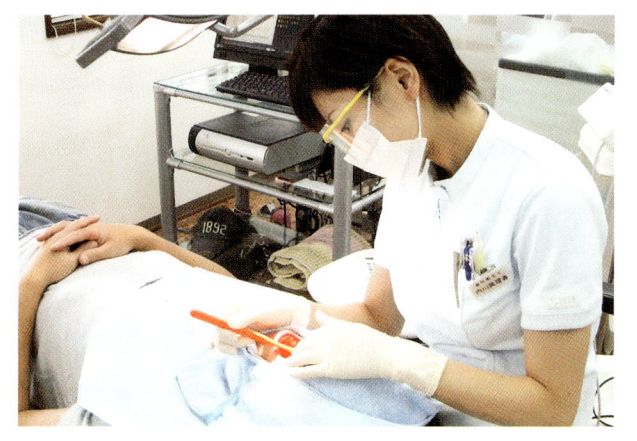

図4-12　日ごろ患者さんがお使いの歯ブラシで術者磨きをすると、たくさんの言葉で指導するよりも強いメッセージが伝わることがある。

言葉から体験への方向転換──PMTC

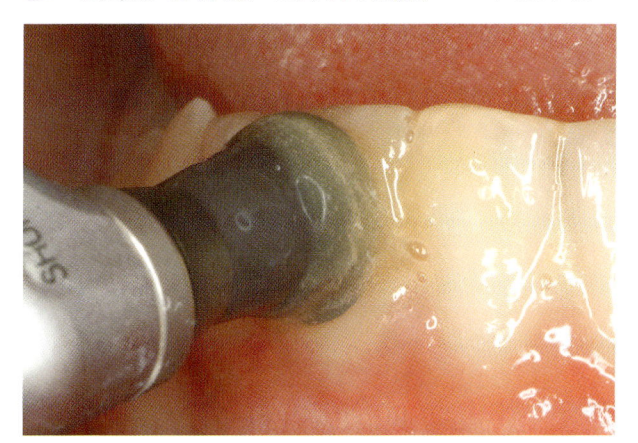

図4-13　PMTCによる爽快感、満足感はコンプライアンスUPにつながることがある。

もすばらしいという裏のメッセージがこめられていて、褒めまくっている感じがします。裏のメッセージがない方が好ましいような患者さん、つまり凹みやすいタイプの患者さんに向いているように思います（図4-11）。

このように単なる助詞1つで伝わるメッセージが変わり、しかも患者さんのタイプによって受け入れやすさが変わってくるわけですから、日本語というのは本当に難しい言語だと思います。

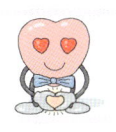

言葉から体験への方向転換

行き詰ったときにどのような方向転換があるかという話をまとめてきました。でもそれらはすべて言葉の選択が中心でした。方向転換の最後は、言葉を使わず体験を使う話をしたいと思います。

人間はたくさんの言葉で伝えられるよりも、1つの体験でそれ以上のインパクトを受けることがよくありま

▶ 歯科医療を支えるもの

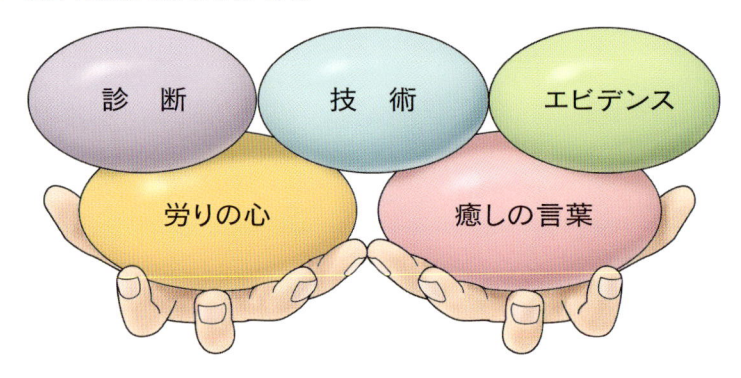

図4-14 正しい診断、確実な技術、高いエビデンスを備えた歯科医療を提供するには、労わりの心や癒しの言葉が不可欠である。

す。われわれもたくさんのプロービングデータを見るよりも、1枚の口腔内写真を見る方が多くの情報を得ることがあります。体験とはいっても、患者さんに「悪くなるとどれだけ嫌なものか」というようなことをしてもらうわけにはいきませんので、「良くなるとどれくらいいいものなのか」という体験をしてもらうのはどうでしょう？

たとえばプラークがない状態はどれくらい気持ちのよいものかを経験してもらうわけです。術者磨きはその意味で効果があります（**前ページ図4-12**）。日ごろ患者さんが使っている歯ブラシでこんなにツルツルになるのであれば、患者さんは自分もやってみようと思われるかもしれません。

この術者磨きにはそれ以外のメリットもあるすぐれものです。たとえばブラッシング圧が弱い患者さん、強い患者さんの両方に対して正しいブラッシング圧はどれくらいなのかということを体験してもらえます。毛先の当て方、動かし方もたくさんの言葉で伝えるよりも効果的なようです。われわれもセルフケアグッズの変更の必要性がないかどうかのチェックもできます。

またPMTCも大きい効果があります（**前ページ図4-13**）。ツルツルで気持ちがよく見た目もきれいになった口腔内を体験すると、それをずっと維持したいという気持ちが出てきます。あるいは定期的に体験したいという欲求が出てきます。これがブラッシングの改善に結びついたり、リコール率UPにつながったりするわけです。このように患者さんにとってイメージしにくかった良い状態を体験してもらうのは、案外隠れた武器になることでしょう。

まとめ

　通常、歯周治療は時間がかかり、費用がかかり、痛みをともなうという三拍子揃った嫌な治療です。とても受けたくないような治療に積極的に参加していただき、最終的にはメインテナンスを満足して受け続けていただくためには、歯科医学的に正しい治療さえしていれば大丈夫というわけではありません。そこには担当歯科衛生士の労わりの心や癒しの言葉が必要です（図4-14）。良い言葉を良いタイミングで患者さんに投げかけながら、患者さんを良い方向に導いていく。本書がこのような真の指導の一助になれば幸いです。

▶▶▶ **ポイント1**　使う言葉は、裏のメッセージにも配慮する

▶▶▶ **ポイント2**　良くなるという体験で気づきが発生しやすい

▶▶▶ **ポイント3**　良い結果を得るためのテクニカルスキルUP、良いプロセスを得るためのコミュニケーションスキルUPをとおして、患者満足度を上げていく

Dr. Hiro's EYE ESSAY 12

ALOHA な心

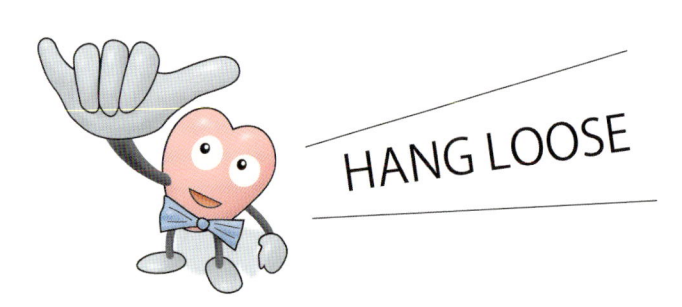

HANG LOOSE

　あなたはどういう状況が一番ぐっすりと眠れますか？　患者さんに温かい言葉をいただいた日？　スポーツに汗を流した日？　充実感が溢れるくらい勉強をした日？　全力で仕事をやり終えた日？　それとも前後不覚になるくらいアルコールを飲んだ日？　私の場合は……ハワイにいるときです。

　海外旅行に奥手だった私は、新婚旅行でマウイ島に行ったのが初ハワイでした。まったく予備知識もなく、また事前の勉強もせずにマウイ島に行ってしまうという、夫としては失格の旅行だったかもしれません。現地でレンタカーを借り、下手なゴルフを、有名なコースだけでなくパブリックなコースにも行って楽しみました。テンションだけは高く、ゴルフと英語のレベルは低いながらも、パブリックなコースでは、定年退職してマウイ島で悠々自適な生活をしているおじいさん2人とご一緒させていただいたのも懐かしい思い出です。まだまだ開発中のリゾートだったので日本人に会うこともほとんどなく、ゆっくりとした時間が流れていました。私はいつかまたここに帰ってくるぞという気持ちを胸に、そしてそのためには仕事をがんばるぞという決意を持って帰国の途に着きました（妻は帰国してからの毎日のお弁当作りをどうしたものかと、憂鬱だったらしいです！？　後日談）。

　2人ともはまりました、ハワイに。翌年には息子が誕生しましたので、しばらくはALOHA気分にはなれませんでしたが、息子が長時間のフライトに耐えられるようになってからは、家族3人で行くのがわが家の一大イベントとなりました。ワイキキのあるオアフ島もいいのですが、マウイ島やハワイ島、カウアイ島のような離島は筆舌に尽くしがたい魅力に溢れています。会う人ごとにあいさつを交わしながら歩く朝のウォーキング。鳥のさえずりと、波の音がバックミュージックの朝食。ホテルでのじゃまにならないサービス……ハワイでは特に朝がハッピーモードに溢れています。

　土地や川だけでなく、ある場所で吹く風にも名前がついているハワイ。永遠に続く波を思わせるような、永遠と同じメロディーの繰り返しのハワイアンミュージック。外から来た人間に対してとっても優しいけれども、ライブや集まりの最後の曲は自分たちだけで輪になって手をつないで歌うハワイ人。彼らにとって外国人の私が、もっともぐっすり眠れる場所、ハワイ。洗心の気持ちで、仕事の送信モードをOFFにして行くハワイがなければ、こんなに仕事をがんばれないかもしれません。2009年は結婚20周年。最近はまってるハワイ島ではなく、久しぶりにマウイ島でこの20年間を振り返ってきました。あなたにはALOHAな心になれる拠りどころはありますか？

●私の聞いたALOHAの意味（出展不明）

A	akahai	優しさ、親切、優雅、上品
L	lokahi	調和、和合
O	olu、olu	心地よい
H	ha、aha、a	低くなる、謙虚さ
A	ahonui	直訳では、大きな息をする、勝利を得るための忍耐

索 引

〔あ〕
アナログ式歯科衛生士カルテ …… 40
アナログデータ …… 18
アンダーブラッシング …… 65、94
アンダープロービング …… 58
安心感 …… 82
安堵感 …… 82

〔い〕
陰性的中率 …… 45

〔う〕
裏のメッセージ …… 113

〔お〕
OKライン …… 112
オーバーブラッシング …… 95

〔か〕
患者満足度 …… 11
感度 …… 45

〔き〕
記憶 …… 12
記録 …… 13

〔こ〕
口腔内写真 …… 42
口腔内写真撮影 …… 59
言葉の選択 …… 113
根分岐部病変 …… 22
根面デブライドメント …… 61、89

〔さ〕
細菌バイオフィルム破壊 …… 89
再生療法 …… 76
再評価検査 …… 59

〔し〕
歯科衛生士カルテ …… 39
歯周形成外科療法 …… 77
歯周外科治療 …… 72
質問形 …… 104
歯肉退縮 …… 22
歯肉退縮リスク …… 97
歯肉退縮療法 …… 73
初回時検査 …… 56

〔せ〕
セルフケア …… 64
切除療法 …… 74

〔そ〕
組織付着療法 …… 74

〔た〕
達成感 …… 12

〔ち〕
知覚過敏 …… 42、89、98

〔て〕
データの変化 …… 83
デジタル式歯科衛生士カルテ …… 40
デジタルデータ …… 18

〔と〕
投薬 …… 41
特異度 …… 45
閉じた質問 …… 105

〔ね〕
ネガティブアプローチ …… 107

〔ひ〕
PMTC …… 90
BOP改善の達成感 …… 25
BOPのグラフ化 …… 30
開いた質問 …… 106

〔ふ〕
ブラッシング指導 …… 68、69
プロービング …… 57、59
プロービング時の出血 …… 48
プロービング値 …… 48
プロービング値改善の達成感 …… 24
プロービング値の記入 …… 36
プロービング値のグラフ化 …… 28
プロービング値の出血の表示 …… 23
プロービング値の表示 …… 21
プロフェッショナルケア …… 56、82
付着の喪失 …… 48

〔ほ〕
ポケット療法 …… 73
ポジティブアプローチ …… 107

〔ま〕
満足感 …… 12

〔め〕
メインテナンス …… 82

〔よ〕
陽性的中率 …… 45

〔り〕
リスクアセスメント …… 31
リスク部位 …… 86
リスクマネージメント …… 31

〔れ〕
レーダーチャート …… 30、32
レーダーチャートのグラフ化 …… 32

著者略歴

山本　浩正（やまもと　ひろまさ）

1985年　大阪大学歯学部卒業
1987年　米国歯周病学会会員、JIADS常任講師（2003年退任）
1994年　山本歯科開設
1998～2002年　大阪大学大学院歯学研究科　口腔分子免疫制御学講座　在籍
2002～2005年　PHEC（Professional Hygienist Education Course）常任講師
2006年～PEC（Postgraduate Education Course）主宰
2007年　新潟大学歯学部非常勤講師
2009年～大阪大学歯学部招聘教員

Dr. Hiroのペリオで UP！！患者満足度
───────────────────────────

2010年7月10日　第1版第1刷発行

著　者　山本　浩正

発行人　佐々木　一高

発行所　クインテッセンス出版株式会社
　　　　東京都文京区本郷3丁目2番6号　〒113-0033
　　　　クイントハウスビル　電話（03）5842-2270（代表）
　　　　　　　　　　　　　　　　（03）5842-2272（営業部）
　　　　　　　　　　　　　　　　（03）5842-2278（編集部）
　　　　web page address　http://www.quint-j.co.jp/

印刷・製本　サン美術印刷株式会社
───────────────────────────
©2010　クインテッセンス出版株式会社　　禁無断転載・複写
Printed in Japan　　　　　　　　　落丁本・乱丁本はお取り替えします
　　　　　　　　　　　　　　　ISBN978-4-7812-0138-2　C3047

定価はカバーに表示してあります